평형기능
자세와 보행의 이해

1990KOS
대한이과학회 어지럼 연구회
Korean Otological Society Dizziness Study Group

발간사

대한이과학회 어지럼연구회에서는 '평형기능 자세와 보행의 이해'를 발간하게 되었습니다.

어지럼으로 일선 진료기관을 찾는 환자들이 꾸준히 증가하고 있는 상황에서 어지럼 질환에 대한 봉직의, 개원의, 수련의 선생님들의 관심이 더욱 높아가고 있습니다. 대한이과학회는 증가하는 임상의들의 관심에 부응하고자 여러 이과학 분야에 대한 지침서를 꾸준히 제작해 왔습니다.

그동안의 연수강좌와 지침서가 어지럼 환자의 진찰과 치료원칙, 안구운동과 전정기능검사를 평가하는 내용이었다면, 이번 단행본은 이전까지 다루지 못한 어지럼과 관련된 자세불안, 보행과 낙상에 대한 내용까지 확대되어 학술적 의의도 크다고 할 것입니다. 또한 자세불안과 균형감 이상으로 인한 보행기능 장애는 낙상을 유발하게 되므로 노인인구가 증가하는 우리나라에서 특히 관심을 기울여야 할 부분입니다. 고령자에서의 낙상은 골절에 따른 문제만이 아니라 남아있는 삶의 질 전체를 심각하게 위협하는 문제가 되기 때문입니다. 고령사회를 맞이한 우리나라 국민 보건 향상을 위해서 평형기능과 관련된 자세와 보행에 대한 기초 및 의학적 지식의 저변확대는 매우 필요하며, 이번에 발간되는 어지럼연구회 단행본이 이에 큰 역할을 하리라 생각됩니다.

더욱이 이번 어지럼연구회 단행본은 2020년 초부터 시작된 코로나19 대유행으로 회원들 간의 대면 학술활동이 위축된 현실 속에서도 발간되어 더욱 뜻깊다고 할 것입니다.

책자 제작에 참가한 어지럼연구회 회원들 노고에 감사드리며, 이번 책자를 통해 자세불안과 낙상에 대한 이해가 높아지는 계기가 되기를 바랍니다.

2020년 11월

대한이과학회 회장 채성원

대한이과학회 어지럼연구회 회장 구자원

편집위원회, 집필진

편집위원회

구자원 (서울대)
김성헌 (연세대)
이환호 (고신대)
홍성광 (한림대)

집필진

구자원 (서울대)
김규성 (인하대)
김성균 (한림대)
김성헌 (연세대)
김창회 (고신대)
박주현 (동국대)
박홍주 (울산대)
서재현 (가톨릭대)
심대보 (한양대 명지병원)
안성기 (경상대)
이상연 (서울대)
이환호 (고신대)
임채동 (경상대)
정재윤 (단국대)
최정윤 (서울대)
한규철 (가천대)
한재상 (가톨릭대)
홍성광 (한림대)

(가나다 순)

차례

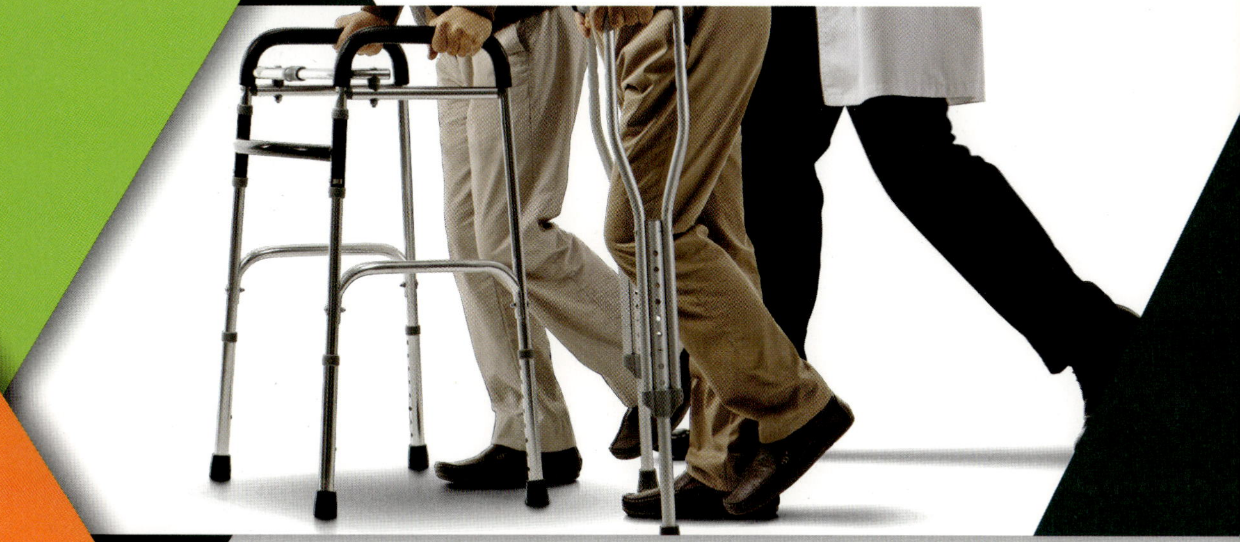

Section I

Basic aspect

평형기능 자세와 보행의 이해

CHAPTER 01 Fall: Epidemiology

연세대 김성헌

01 낙상의 중요성

낙상은 넘어지는 것 자체도 문제이지만 이로 인한 이차적인 신체 손상이 더 많은 문제를 야기한다. 낙상으로 인한 이차 손상의 경중도는 매우 다양하며, 단순한 자상부터 골절 및 두부손상에 이르기까지 심한 경우 생명과도 직결된 문제를 초래할 수 있다. 낙상은 고령화사회로 발전할수록 그 유병률과 발생률이 증가하며, 의료비와 요양시설의 이용 등으로 인해 많은 사회적 경제적 부담이 증가한다. 낙상은 위험인자를 관리함으로써 예방이 가능하기 때문에 신체손상 및 이로 인한 사회적, 경제적 부담을 줄일 수 있어 중요한 의미를 가진다. 이번 장에서는 낙상의 원인과 발생률 및 유병률에 대해서 알아보고자 한다.

02 낙상의 원인과 발생률, 유병률 및 특성: 해외 연구

미국에서 1988년 시행된 75세 이상의 코호트 연구(N = 336)에 따르면 32%에서 최근 1년간 낙상의 경험이 있는 것으로 보고되었다. 이 중 절반 이상인 54%에서는 두 번 이상의 낙상을 경험하였으며, 진정제(sedative)의 사용, 인지장애, 하지의 이상, 족부의 이상 및 평형과 보행장애가 낙상을 증가시키는 주요인으로 나타났다. 이러한 위험요소는 반복적인 낙상에서는 더욱 큰 요인으로 작용하였다. 해당 연구에서 낙상과 연관된 사망은 없었지만 낙상사고의 11%에서 골절 등의 심각한 손상이 유발되었다. 2009년 Agency for Healthcare Research and Quality의 보고에 따르면 65세 이상의 연령에서 낙상으로 응급실을 방문한 횟수가 2006년 한해에만 210만 건에 이르며, 이는 노령층에서 응급실을 방문한 횟수의 10.5%에 해당하는 수치였다. 여성이 남성보다 낙상으로 인한 응급실 방문 횟수가 더 높았으며, 이는 연령이 증가할수록 수치가 증가하였다. 낙상의 발생률은 여성에서

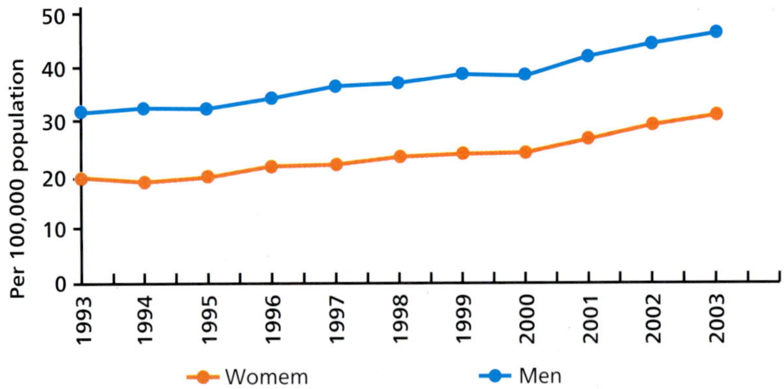

그림 1-1 1993~2003년간 낙상과 연관된 치명률의 변화(미국, JAMA, Vol. 297, No. 1, Jan 3, 2007)

더 높기는 하지만, 치명적인 낙상의 발생률은 남성에서 더 높게 나타나며, 이 또한 연령에 따라 증가하는 것으로 나타났고, 이는 최근 10년간 증가하는 추세이다(그림 1-1). 낙상으로 인한 가장 흔한 손상은 골절이었으며, 이는 응급실 방문자의 총 41%였다. 의료비의 차이로 국내 실정과는 차이가 있지만, 미국에서 낙상으로 인한 직접적인 의료비 지출은 연간 200억 달러에 달한다.

영국의 보고도 미국과 크게 차이는 없으며, 65세 이상(N = 2357)에서 1년 동안 평균 28%의 유병률을 보이며, 연령과 함께 증가하여, 85세 이상에서는 35.2%의 유병률을 보였고, 이 중 46.1%에서는 2회 이상의 낙상의 경험이 있었다. 낙상의 유병률은 여성에서 더 높은 것으로 나타났으며, 85세 이상에서는 남성에서 더 높은 유병률을 보였다. 낙상 경험자는 실내생활 시 움직임에 제약이 많았으며, 심혈관계 질환이나 뇌졸중의 과거력이 더 높았다. 3.9%에서는 어지럼이나 현훈 때문에 낙상이 발생하였으며, 3.9%는 일시적인 의식소실로 인한 낙상을 경험하였다. 또한 뇌졸중의 영향이라고 생각되지만, 무감각 및 근력약화, 복시 등도 낙상의 위험을 증가시키는 것으로 나타났으며, 인지장애 및 안정제나 이뇨제의 복용도 낙상의 위험성 증가와 관련이 있었다. 또한, 낙상으로 인한 응급실 내원(1999년)은 60세 이상 응급실 내원 환자의 31.6%에 달하였으며, 이는 75세 이상에서 39%로 제일 높았고, 이로 인한 소요비용은 연간 10억 파운드에 달하였다.

2001년 네덜란드에서 시행한 65세 이상 코호트 연구(N = 1285)에서도 여성 평균 낙상의 1년간 누적 발생률은 남성에서 29.3%, 여성에서 37.2%로 나타났으며, 반복적 낙상의 누적 발생률은 남성에서 12.1%, 여성에서 10.8%로 나타났고, 이는 나이가 들수록 증가하는 경향을 보였다. 또한 낙상의 위험인자로, 이전에 낙상의 경험이 있는 경우, 요실금, 약시 및 시각장애, 안정제의 사용 등이 있었다.

표 1-1 낙상 발생 및 유병률에 대한 해외연구

저자	국가	연령(N)	1년간 낙상경험률
Prudham D et al. (1981)	영국	≥65 (N = 2793)	28%
Campbell AJ et al. (1981)	뉴질랜드	≥65 (N = 553)	33%
Tinetti ME et al. (1988)	미국	≥70 (N = 326)	32%
Blake AJ et al. (1988)	영국	≥65 (N = 1042)	35%
Downton JH et al (1991)	영국	≥75 (N = 203)	42%
Stalenhoef PA et al (2002)	네덜란드	≥70 (N = 311)	33%

또한, 7983명의 로테르담 코호트 연구에서도 2001년부터 6년간 낙상의 발생률은 계속 증가하는 것으로 나타났다. 이러한 경향은 호주, 네덜란드, 영국, 아일랜드 등의 STragtegies for Early Prevention of Falls (STEP) consortium에서 시행한 50~64세 연령의 연구에서도 비슷하게 나타났는데, 호주에서는 연간 22.1~26.1%, 네덜란드에서는 25.1%, 영국에서는 17.4~18.3%, 아일랜드에서는 17.6~19.0%의 낙상 발생률을 보였다.

서구 백인들에 비해 동양인들은 낙상의 발생률 및 유병률이 낮은 것으로 보고되어 있다. 중국, 홍콩, 대만 및 싱가포르는 65세 이상의 연령에서 낙상의 연간 발생률이 10.6~34.0%(중앙값 18%)로 보고되었으며, 신체적 손상이 발생한 경우는 이 중 60~75%이고, 골절은 6~8%에서 발생하였다. 낙상의 위험요인도 다양하게 나타났으나, 여성, 일상생활활동의 저하, 여러 종류의 약물복용, 연령의 증가, 낙상에 대한 공포, 보행보조기의 사용, 배우자의 부재, 당뇨 등 다양한 요인이 낙상을 증가시키는 위험요소로 나타났다.

각 대표적 연구의 연구별 낙상의 발생률 및 유병률은 표 1-1에 정리하였다.

03 낙상의 원인과 발생률 및 유병률: 국내 연구

우리나라에서는 낙상에 대한 대규모 연구가 해외의 연구에 비해 부족한 실정이다. 2004년에 서울, 경기 지역의 지역사회 설문조사 연구에 의하면, 65세 이상의 연령(N = 351)에서 1년간 낙상을 경험한 비율은 42.2%이었으며, 65~74세에서는 45.1%, 75~84세에서는 39.0%, 85세 이상에서는 27.8%로 나타났다. 해당 연구에서는 여성에서의 낙상 경험률(44.0%)이 남성(37.0%)보다 더 높은 것으로 나타났으며, 낙상의 위험인자로 최근 5년간 제한적 활동, 대안치료의 경험, 하지 무릎근력의 약화, 폐안 시 균형유지불량 등이 낙상의 위험증가와 연관이 있는 것으

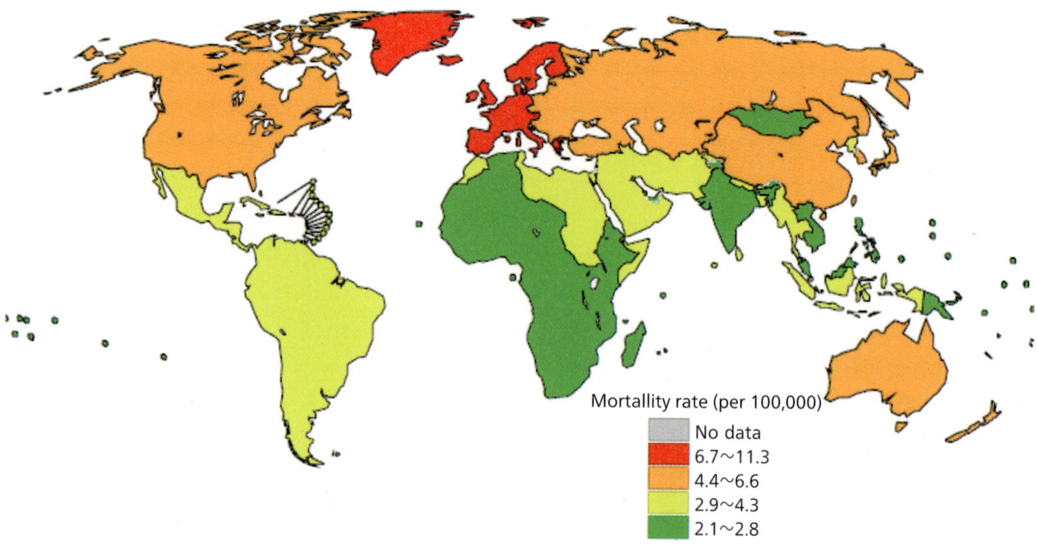

그림 1-2 낙상연관 사망률의 국제적 분포

로 나타났다. 2010년 성남과 수원의 65세 이상의 전화인터뷰를 통한 설문연구에서 최근 1년간 낙상의 경험이 있는 경우는 13.0%로 나타났으며, 여성(16.0%)에서 남성(8.7%)보다 낙상의 경험이 더 많았다. 전체 응답자 중 낙상으로 인한 심각한 부상이 발생한 경우는 5%였다. 어지럼과 연관된 상대위험도는 여성일 경우와 최근 1년간 보행 시 발바닥에 닿는 느낌의 변화만이 유의하게 높게 나타났다. 경남 지역에서 2009년에 시행한 연구에 따르면, 65세 이상에서(N = 2295) 최근 1년간 낙상의 발생률은 32%로 나타났다. 이 연구에서는 낙상으로 인한 총의료비용을 산출하였는데, 해당 환자군에서 소요된 사회경제적비용의 총합은 1,054,547,000원이었으며, 이 중 직접적인 비용은 596,466,000원이 소요되었고, 간접적 비용이 458,081,000원이 소요되었다. 2000년 WHO의 보고에 따르면 낙상과 연관된 사망률(mortality)은 우리나라는 10만명당 4.4~6.6명 발생하는 그룹에 속해, 북미, 중국, 러시아, 일본, 호주, 뉴질랜드와 유사한 수준이었다(그림 1-2).

04 결론

낙상의 발생률은 비록 국가와 인종 간 약간의 차이는 보이지만, 큰 차이는 보이지 않으며, 65세 이상의 고령에서 30% 전후로 나타나고, 연령이 증가할수록 발생률이 증가하는 추세를 보인다. 또한 최근에는 고령화 사회로 진입함에 따라 해가 갈수록 그 발생률이 증가하는 경향을 보이며, 연구에 따라 다양한 위험인자들이 제시되었다. 대개는 여성에서 낙상의 발생률이 더 높은 경향을 보이지만, 중증도 이상의 신체적 손상을 유발하는 낙상은 남성에게서 더 높게 나타나는 경향이 있고, 다양한 인구학적 요인, 만성질환, 균형 및 보행장애, 시력, 요실금 등의 위험요인이 연구에 따라 다소 차이가 있게 보고되었다. 낙상은 위험인자를 미리 파악하고 이에 대한 교육과 적절한 관리로 예방이 가능하지만, 아직까지 국내 연구는 미미한 실정으로 향후 이에 대한 적극적인 주지와 연구가 필요할 것으로 생각된다.

Suggested reading

- Sohng K, Moon J, Song, H, Lee K, Kim Y. Risk Factors for Falls among the community-dwelling elderly in Korea. J Korean Acad Nurs 2004;34(8):1483-90.
- 임재영, 박원범, 오민균, 백남종. 한국 노인의 낙상실태와 위험요인: 일부 지역의 인구비례 할당 표본 조사. J Korean Geriatr Soc 2010;14(1):8-17.
- 이상곤, 감신. 일부 농촌지역 재가노인의 낙상 발생률과 사회경제적 비용 추계. J Korean Geriatr Soc 2011;15(1):8-19.
- Yoshida S. A Global report on falls prevention epidemiology of falls (World Health Organization)

CHAPTER 02 Sensory integration for human balance control

한양대 명지병원 심대보

01 서론

전정감각, 시각, 체성감각, 이 세 가지는 자세유지에 중요한 역할을 한다. 신체의 균형조절(balance control)을 위해 전정계는 움직임에 대한 가속 혹은 감속을 감지하고 이에 대응하는 적절한 안구운동(전정안구반사, vestibulo-ocular reflex)을 유발하고 중력의 방향에 대한 정보를 제공한다. 체성감각계는 하지의 촉각과 고유수용계(proprioceptive system)로부터의 정보를 이용하여 지면으로부터 신체가 수직을 잘 유지하고 있는지를 중추신경계에 알려준다. 시각계는 주변의 사물과 배경이 제공하는 수직, 수평에 대한 정보를 제공해 신체가 상대적으로 어떤 정렬을 유지하고 있는지를 알려준다. 따라서, 균형이나 보행의 안정을 위해서는 시각정보와 체성감각에서 감지되는 정보 그리고 전정신경을 통한 정보들이 소뇌를 포함한 중추에서 통합되는 적절한 신체 근육의 수축 및 이완이 이루어져야 하며, 이를 감각통합(sensory integration)이라고 한다.

예를 들면, 다양한 환경에서 인체는 세 가지 감각에 우선순위를 두어 균형을 유지한다. 안정적인 지지면에서는 시각과 체성감각에 대한 정보를 전정감각보다 우선적으로 사용한다. 즉, 전정기능저하가 있더라도 시각적인 정보를 충분히 사용할 수 있는 상황에서는 안정적인 지지면에서 약간의 신체동요가 있어도 균형을 유지할 수 있다. 그러나 눈을 감게 되면 시각적인 정보 없이 전정기능에 좀 더 의존해야 하기 때문에 전정기능저하 환자들은 신체동요가 심해지며 자세 유지를 하지 못하게 된다. 이 때, 눈을 감은 상태에서 환자가 소뇌의 이상까지 있다면 체성감각계에 의한 균형유지 기전이 불가능하여 쓰러지게 될 것이다. 롬버그검사는 이러한 원리를 이용해 임상에서 손쉽게 시행하는 자세유지 검사이다. 균형의 동요에 의해 발생하는 신체 흔들림(body sway)의 분석은 방향(orientation)의 내적 추정치(internal estimate)에 대한 다른 감각계의 상대적 기여도를 나타내는 '감각 가중치(sensory weights)'의 측정을 고려하게 되고, 이는 교정 동작(corrective action)을 만드는 데 사용된다. 본 장에서는 균형조절을 위해 필요한 이러한 감각 통합에 대해 기술하고자 한다.

02 본론

2-1 균형(Balance)의 정의

인체의 '균형조절'은 여러 신체계(인지체계, 감각운동체계, 근골격계)의 통합이 필요한 복잡한 과정이다. 전통적으로 '균형'은 넘어지지 않도록 한 사람의 무게중심(COG, center of gravity)을 똑바로 선 자세로 지지면(BOS, base of support) 위에 유지하는 것으로 정의되는 경우가 많았다. 하지만, 이러한 전통적인 균형의 개념으로는 모든 신체의 움직임을 설명하지 못하였다. 특히, 역동적인 움직임에서는 지지면 내에서 무게중심을 유지하는 것보다 자세와 자발적인 움직임의 통합과 신체의 무게중심과 지지면 사이의 역동적인 관계를 유지하는 것이 훨씬 더 중요해 보였다.

'균형'의 전통적 개념과 다르게, 최근에는 '균형'이 정적 요소(static component)와 동적 요소(dynamic component)로 구성되는 것으로 알려져 있다. '정적 균형'은 신체에 작용하는 모든 힘이 신체가 의도된 위치나 방향에서 정적인 상태를 유지하며 균형을 이루는 상태를 의미하며, '동적 균형'은 신체에 작용하는 힘의 총합이 신체가 통제된 방식으로 움직일 수 있도록 하는 상태를 말한다. 이 정의에 따르면, 균형조절 능력은 정적 활동에서 동적 활동에 이르는 광범위한 일상활동의 기본이다. 균형조절 능력이 좋으면 성공적인 자세-자발적 움직임 통합(posture-voluntary movement integration)이 가능하게 되어 사람이 안전한 방식으로 자발적 작업의 목표를 달성할 수 있음을 의미할 것이다. 이 정의는 또한 균형조절기전의 특성이 작업별로 다르다는 것을 의미한다. 정적인 균형조절을 더 잘 하는 사람들은 반드시 더 나은 동적 균형 조절을 보여주지 않으며, 그 반대의 경우도 마찬가지다.

2-2 균형과 보행조절의 발달

생후 12개월경 정적 자세와 이동 중 균형을 유지하기 위한 기전들이 발달되면서 피질하부의 패턴생성 부위들(subcortical pattern generating centers)이 성숙하고 이들 부위가 통합된다. 동시에, 신체의 비율은 직립 자세를 선호하도록 변화한다. 근육의 힘 또한 증가하여, 신체가 곧은 자세라고 가정할 때 근육을 조절할 수 있다. 또한 굴근과 신근의 균형이 잡힌다. 마지막으로, 앞으로 움직이려는 인지적, 자발적 동기가 성숙한다. 이러한 중추와 말초의 영향이 합쳐져서 독립적인 보행의 출현을 결정한다.

4~6세 연령대에서는 일시적 자세 능력의 퇴행을 보이는데, 이는 감각계간 통합 능력을 포함하도록 자세를 잡는 능력의 레퍼토리를 확대하기 시작했기 때문이라는 가설이 제기되어 왔다. 이 새로운 기술을 익히려는 시도는 일시적인 변동성의 증가와 정상적인 자세 반응의 둔화를 야기할 수 있다. 한 연구에서는 어린 아이에서 감각 정보를 통합하는 능력의 성숙도를 조사하는 실험은 자세지향에 대한 시각 및 체성감각의 가용성과 정확성을 바꾼 다른 조건에서 자세의 흔들림을 측정했다. 정상적인 감각 조건에서도 4~6세 사이의 어린이는 더 큰 어린이들이나 어른들보다 훨씬 더 많이 흔들리는 결과를 보였다. 이는 (1) 4~6세 어린이는 감각통합능력을 단지 배우고 있을 뿐이며 발목 체성감각과 시각 정보가 모두 제거되었을 때 효율적으로 균형을 잡을 수 없으며, (2) 7세에 와서야, 어린이들은 이러한 자세에서 성숙한 감각계간 통합능력(intersensory integration)을 갖게 된다는 것을 시사한다고 연구자들은 보고하였다.

2-3 감각통합(Sensory integration)

감각 통합(Sensory integration)은 잠재적으로 상위 수준의 프로세싱(higher-level processing)에서 나타날 수 있다. 그 근거가 되는 가설은 감각 피드백(sensory feedback)이 균형조절에 기여하고 균형조절에 대한 감각 기여를 피드백 조절시스템(feedback control system)의 맥락에서 고려해야 한다는 오래도록 인정되어 온 사실의 함축적 의미를 인식하는 것이었다. 기립 균형(standing balance)에 대한 피드백 조절(feedback control)이란 감각계에 의해 신체 흔들림이 감지되고, 감각-감지 흔들림(sensory-detected sway)의 함수로 교정 운동 동작이 발생하며, 운동 동작은 감각계에 의해 등록되는 흔들림의 시간 과정을 수정하는 것을 의미한다. 감지-동작-감지-동작의 이러한 연속 고리(loop)를 폐쇄형 피드백조절기구(closed-loop feedback control organization)이라고 하며, 개방형 조절기구(예: 어둠 속에서 눈 움직임의 전정안구반사 조절)와 대조적인 개념이다. 폐쇄형 피드백조절기구는 어떤 특정한 감각 정보가 필요한지 그리고 성공적인 균형 제어를 위해 다른 감각 시스템들 간의 중추성 통합(central integration)이 어떻게 조직되어야 하는지에 대해 요구한다.

기계적으로 불안정한 신체를 안정화시키는 폐쇄형 피드백조절 시스템(closed-loop feedback control system)으로서의 균형 조절의 구조화는 감각계에서 요구되는 움직임 정보의 유형과 다른 감각계들에 걸친 정보의 통합을 조정하는 데 필요한 메커니즘에 제약을 둔다(그림 2-1A). 그 시스템은 본질적으로 불안정한 역진자체(inverted pendulum body)의 직립 자세를 유지한다. 가장 간단한 신체 표현형은 서있는 표면 위에 발목관절 높이에서 한 축을 중심으로 회전하고 발은 표면과 접촉한 상태로 있는 단일 분절의 강체(rigid mass)이다(그림 2-1B).

그림 2-1A 모델은 수학적으로 표현했을 때, 교정 토크가 신체 움직임의 각위치와 각속도 모두의 함수여야 하며, 감각계는 움직임 정보의 양쪽 측면의 원천이 되어야 함을 명확히 한다. 교정동작(발목 토크)이 원하는 직립 위치에서 단지 각위치의 편차의 함수인 경우, 짧은 균형교란으로 인해 역진자체가 계속 진동하게 된다. 교정동작이 각속도의 함수일 경우, 중력에 의한 불안정한 토크를 극복하는 데 필요한 위치 관련 토크가 없어 진자가 빠르게 하강한다.

그림 2-1A 모델의 감각-운동 변환은 교정 발목 토크(torque of ankle, Tc)을 역진자체(B)로 출력하는 신경 조절기(neural controller, NC)로 표현된다. 신체의

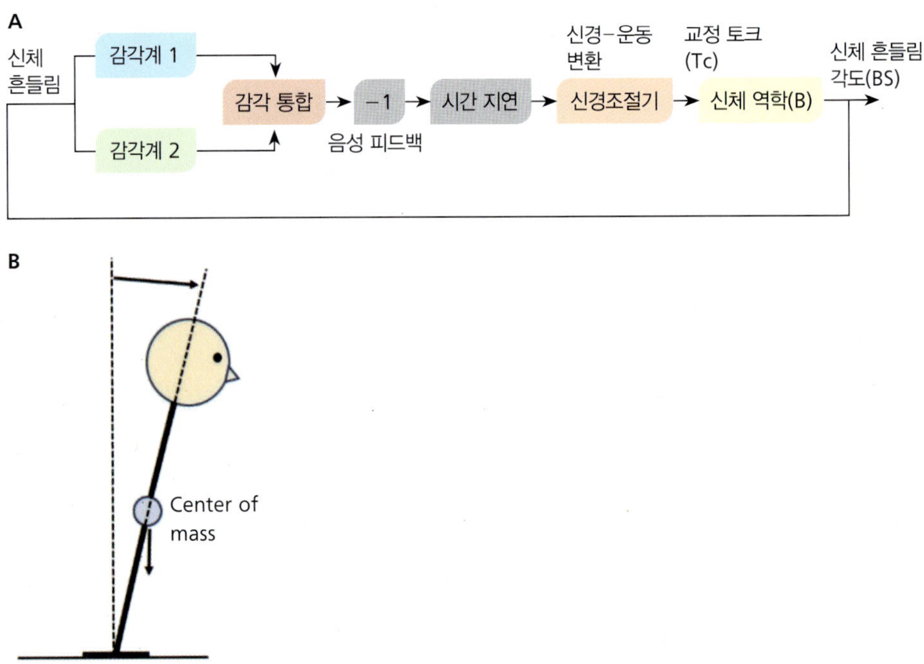

그림 2-1 (A) Block diagram showing interconnections of components of a closed-loop negative-feedback control system capable of maintaining stable upright stance. (B) A single-segment inverted pendulum model.

흔들림은 감각계에 의해 감지된다. 이 경우 여기서는 두 가지 다른 감각계인 감각계1과 감각계2를 보여주는데, 이것은 신체의 운동을 중복적으로 감지한다. 그들의 움직임 정보가 결합되고 신경 조절기에 입력된다. 마지막으로 고려해야 할 요소는 피드백조절은 순간적인 것이 아니라, 감각 변환 및 전달, 중앙 처리, 운동명령 전달, 근육 작동등으로 인한 시간지연(time delay, TD)에 의해 총체적으로 나타나는 지연이 있다는 것이다.

이러한 기본적인 피드백 구조를 정의함으로써, 다음과 같은 감각통합 기전에 필요한 특징에 대해 논의할 수 있고 감각통합과 감각-운동 변환 구성 요소가 함께 고려되어야 할 기능 단위를 제공한다는 것을 인식할 수 있다.

첫째, 그림 2-1A는 감각 통합과 감각-운동 변환 메커니즘이 서로 분리되어 있음을 암시하지만, 반드시 그렇지는 않다. 신체가 보다 현실적인 다중분절 신체로 표현되는 경우, 실험 데이터를 설명하는 모델 구조는 분산된 감각운동 구성을 갖는다. 하지만, 단일분절 역진자로 모델링된 신체와 함께, 그림 2-1A와 같은 단순한 모델은 감각 신호의 가중치 추가로 대표되는 감각계간 통합(Intersensory system integration)과 함께 실험 데이터를 매우 잘 설명할 수 있다.

둘째, 감각 입력에서부터 운동 출력으로의 변환은 균형조절을 위해 적절하게 조정되어야 한다. 폐쇄형 피드백조절시스템에서 부적절한 크기조정(scailing)은 실제로 시스템을 불안정하게 만들 수 있다. 적절한 크기조정은 전반적인 교정 토크에 기여하는 위치-관련 신호와 속도-관련 신호 모두에 적용된다. 크기조정은 안정성에 영향을 줄 뿐만 아니라(즉, 신체의 흔들림 및 흔들림 속도의 단위당 토크로서 정의된 감도와 함께 위치 및 속도 민감도의 특정 최소 및 최대값), 균형 동요에 의해 유발되는 흔들림의 동적 특성에도 영향을 미친다.

셋째, 피드백 시간 지연은 균형 동요에 대한 동적 반응에 중요한 영향을 미친다. 시간 지연이 증가함에 따라, 안정성에 적합한 위치 및 속도 민감도의 범위가 축소되어 전형적인 성인 신체 인체측정학을 가정할 때 시스템이 약 300 ms 이상 지연될 경우 그림 2-1A에 표시된 시스템에 의해 안정화될 수 없다. 지연 증가의 악영향은 위치 및 속도 민감도를 감소시킴으로써 부분적으로 완화될 수 있다.

넷째, 복수의 감각계통으로부터의 방향정보의 중복성이 장점일 수 있지만, 하나 이상의 감각계통으로부터 정보의 갑작스러운 손실을 보상하는 기전이 있어야 한다. 예를 들어, 그림 2-1A의 감각계 중 하나가 시각이고, 시각과 두 번째 감각계가 동등하게 기여한다고 상상해보자. 눈을 감거나 실내등을 갑자기 끄면 균형에 기여하는 감각 정보의 절반만 상실되고, 따라서 신체 흔들림 단위당 교정 토크의 절반만 생성된다. 일반적으로 교정 토크의 절반에 대한 보상되지 않은 손실은 안정성과 양립할 수 없다. 그러므로 토크 정상화를 위한 어떤 메커니즘이 존재해야 하며 이 메커니즘은 하나 이상의 시스템에서 감각 방향 단서에 대한 접근의 갑작스러운 변화에 따른 불안정성을 방지하기 위해 충분한 교정 토크를 복원하기에 충분할 정도로 빠르게 반응해야 한다.

다섯째, 그림 2-1A 모델의 구조는 감각 채널이 서로 독립적이라는 것을 암시한다. 즉, 감각통합기전이 이용 가능한 모든 감각 정보에 기초하여 신체 운동의 하나의 통일된 개념을 개발하고, 그 통일된 개념에 대응할 필요는 없다. 오히려, 그 시스템은 두 가지 다른 감각 동요의 원천에 동시에 반응할 수 있으므로 방향 신호에 영향을 미치는 환경 조건의 다양한 변화에 대응할 수 있는 부가적인 다양성을 제공한다.

앞에서도 설명했듯이, 체성감각계, 시각계 및 전정계는 3대 주요 균형 감각들이다. 체성감각계는 지지하는 표면에 대한 신체의 위치나 움직임과 신체 분절들 서로에 대한 신체 각각의 위치나 움직임에 대한 정보를 제공한다. 시각계는 지구 공간과 관련하여 신체의 방향과 움직임에 대한 정보를 제공한다. 전정계는 외부 공간과 관련하여 머리의 위치와 움직임을 감지하며, 전정척수반사(vestibulospinal reflex)는 머리의 위치가 갑자기 흐트러졌을 때 자동적인 자세 반응을 유발하는 데 중요하다. 전정계가 기초하고 있는 중력기준(gravitational reference)은 지구상에서 크게 변하지 않고 남아 있기 때문에, 전정계는 또한 변화되거나 왜곡된 시각 또는 체성감각 정보로 인한 감각 충돌 현상들(sensory conflicts)을 해결하는 데 중요한 역할을 한다고 알려져 있다. 즉, 전정계는 보다 높은 수준의 감각 통합(sensory integration)에 중요한 역할을 하는 것으로 여겨진다. 일반적으로 이 세 가지 감각은 환경으로부터 적절한 말초 감각 정보를 감지하고, 지구상에서 신체의 내부 표현방식을 개발하며, 특정 업무와 환경적 맥락에서 정적 및 동적 균형을 유지하기 위해 함께 작용한다. 균형 조절을 위한 다중감각계(multiple sensory systems)가 존재함에 따라, 이 세 가지 감각에 의해 중복되거나 상충되는 감각 정보가 동시에 제공될 수 있다. 중복된 감각 정보로, 감각들 중 하나로부터의 감각정보 입력이 감소되면 남은 감각계들에 의해 보상될 수 있으며, 따라서 반드시 인체의 균형에 유의미한 변화를 야기하지는 않는다. 다른 감각들에 의해 제공되는 정보들 사이에 충돌이 있을 때, 다른 감각정보 입력에 대한 가중치를 조정하기 위하여, 인체는 더 높은 수준의 감각 기구(sensory organization) 또는 감각통합(sensory integration) 시스템을 사용한다. 예를 들어, 사람이 정지해 있는 열차에 서 있고 동시에 다른 열차가 지나가는 것을 보고 있을 때, 시각정보와 체성감각 정보는 충돌하게 된다. 체성감각 정보는 사람이 움직이지 않는다는 것을 알려주는 반면, 시각정보는 자기 자신이 움직인다는 착각을 일으킨다. 이 경우 일반적으로 높은 수준의 감각기구는 체성감각계에 대한 가중치를 증가시키고 시각계에 대한 가중치를 감소시켜 그 사람이 왜곡된 시각정보에 대응하여 몸의 흔들림을 증가시키는 것을 막을 수 있다(→ "4) 자동 가중치 재조정 기전" 참조).

감각통합은 감각계내의 통합과 감각계간의 통합으로 구분하여 설명할 수 있다.

1 감각계내 통합(Intrasensory system integration)

감각계내 통합은 개별 감각계로부터의 일차감각기관에 의해 부호화된 복잡한 수용체 신호를 신체나 사지의 방향과 공간에서의 움직임과 같은 물리적 변수를 나타내는 더 높은 수준의 신경신호로 변환하는 과정을 의미한다. 신체 움직임, 사지 움직임 및 시각적 움직임의 지각에 대한 정신물리학적 연구는 인간이 균형조절에 필요한 교정 행동을 하는 데 적절한 물리적 변수의 더 높은 수준의 표현에 접근할 수 있다는 증거를 제공한다.

전정계내 통합에 대한 연구의 예로는 반고리관으로부터의 정보, 머리의 각속도 감지, 그리고 이석기관으로부터의 정보의 조합으로 머리 움직임에 의한 일시적인 선형가속과 중력에 의해 지속되는 선형가속을 감지하는 연구이다. 지속성으로 인한 일시적인 선형 가속을 모두 감지하는 것이다. 공간 내 머리 방향에 대한 정보는 정적 무이동 상태의 이석기관에서 나오는 신호에서 도출될 수 있지만, 이동 중 일시적인 선형 가속은 오직 이석기관의 신호에서만 얻어진 머리 방향의 추정치를 왜곡시킬 수 있다. 그러나, 중추에서 반고리관과 이석기관 정보를 결합하여 중력에 대한 일시적인 머리의 선형 가속과 머리 방향의 개별 내부 추정치를 도출할 수 있고, 또한 머리 각속도의 추정치를 추가로 개선할 수 있다는 충분한 전정안구반사 관련 연구들이 있다.

고유감각/체성감각계내 통합은 사지의 운동 정보를 전달하는 척수 신경원의 기록으로 설명되며, 이는 추정컨대 개별 근육, 관절 및 다양한 기타 근육감각원에서 원시 수용체 정보를 처리하는 아직 알려지지 않은 메커니즘에서 도출된다. 또한 중간측두영역의 신경 기록은 목표 속도와 가속도를 추출할 수 있는 시각적 표적 운동 정보를 암호화한다.

2 감각계간 통합(Intersensory system integration)

다중감각계에서 감각방향(sensory orientation)을 결합하면 다음과 같은 많은 잠재적인 이점이 있다. ① 방향과 움직임의 신경 표현에서 다양성을 감소시키고 관련된 확실성을 증가시킨다, ② 중복된 감각 정보들을 통해서 감각계 기능장애를 보호한다, ③ 특정 행동 목표를 달성하기 위해 운동 활동(motor actions)을 체계화하는 유연성을 가진다, ④ 자신의 움직임과 환경의 움직임(예, 움직이는 표면이나 시각적 장면)이나 환경의 상태(예, 단단하거나 무른 표면)를 구별하기 위해 감각 정보들을 결합하여 감각충돌(sensory conflicts)을 해결한다, ⑤ 개별 감각계의 한계를 극복하는 변환(즉, 시각계와 전정계로부터 얻은 머리 방향 정보를 신체 내 머리의 고유감각과 함께 결합하여 공간 내 신체의 방향 정보를 도출)을 통해 신체 일부분들에 걸쳐 감각 정보를 투영한다.

3 다중감각 기여도 및 감각 가중치(Sensory weighting)의 근거

균형에 대한 다중감각계의 기여를 입증하고 계량화하는 실험 방법은 두 가지 주요 패러다임을 따른다. 하나는 감각 지향 정보의 잠재적 출처를 취소하거나 왜곡하고 균형 조절의 일부 행동 측정의 변화를 찾는 것이다. 다른 하나는 특정 감각계(또는 제한된 감각계 집합)를 대상으로 하는 자극을 사용하여 균형 조절 시스템을 교란하고 자극과 관련된 반응을 기록하는 것이다. 두 가지 방법 모두 행동을 정량화하는 데 다양한 실험 수단(신체분절의 각 또는 선형 변위, 속도 또는 가속도, 질량 중심(center of mass) 각 또는 선형 운동, 압력 중심(center of pressure), 관절 토크(joint torques), 표면 또는 근육내 근전도에 의해 기록된 근육 활성화 명령 또는 근육의 움직임의 초음파 영상)을 사용할 수 있다. 그리고 이러한 각 측정치들에 대해 성능을 요약한 다양한 매개변수를 계산할 수 있다. 가장 간단한 감각 취소 실험은 자발적 흔들림의 측정에 기초한다. 일반적으로, 피검자가 방향 정보의 여러 정확한 감각 출처(즉, 평평한 표면에서 눈을 뜨고 풍부한 시각 환경을 보는 자세)에 완전히 접근할 수 있을 때 흔들림의 수준은 가장 작다(그림 2-2A). 이 상태에서 모든 감각계는 적절한 정보를 제공하고 있다. 우리는 방향의 내부 추정치의 가변성을 줄이기 위해 감각계 전체의 정보가 적절히 결합되고, 이러한 감소된 가변성은 감소된 흔들림 정도에 반영된다고 가정한다. 눈을 감으면 시력이 더 이상 기여하지 않고 흔들림 정도가 증가하여 시력이 균형 조절에 기여하고 있음을 나타낸다. 눈을 뜨고 발포고무 표면 위에 선 자세는 고유감각 정보를 왜곡하여 흔들림 정도를 증가시켜 고유감각 정보가 균형 조절에 중요하게 기여한다는 것을 나타낸다(그림 2-2B).

균형에 대한 다양한 감각계의 기여를 입증하기 위한 동요 방법(perturbation method)은 특정 감각계가 균형 조절에 기여한다고 가정할 때, 특정 감각계를 주로 자극하는 동요가 연관된 반응을 불러일으킬 것으로 예상된다는 개념에 기초한다. 반응의 크기는 균형에 대한 감각계 기여의 상대적 강도(가중치)에 대한 정보를 제공한다. 예를 들어, 시각적 환경이 움직이면 신체의 흔들림을 유발하여 균형 조절에 대한 시각적 시스템 기여를 나타내며, 주어진 시각적 환경의 움직임의 크기 정도와 복잡성이 더 증가하면, 그러한 조건에서는 시각에 대한 의존도가 상대

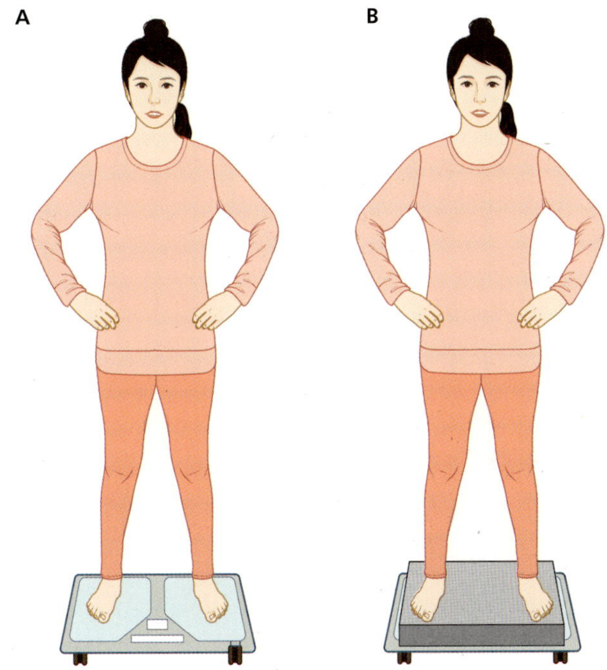

그림 2-2 Sensory weighting mechanisms. (A) The condition with stance on flat, level surface with eyes open and viewing a rich visual environment showed the smallest variability of sway level. (B) The sway level was reduced in the condition with stance on foam surface with eyes open and distorted proprioceptive cues.

적으로 더 높아진다. 이와 유사하게, 구성이 점점 복잡해지는 정지된 시각적 장면은 갈바닉 전정자극에 의해 유발되는 흔들림을 더 크게 억제한다.

4 자동 가중치 재조정 기전(Mechanism for automatic reweighting)

자동 가중치 재조정 기전은 다음의 2가지 모델로 이해되고 있다. 첫째, 모델기준형 조절방식(model reference control scheme)은 운동조절 시스템을 이해하는 것과 관련이 있는 것으로 여겨진다. 이 경우 '모델'은 신경계가 운동 조절에 관여하는 물리적 및 신경 시스템의 내부 모델(팔다리, 몸통, 신경근육 특성, 감각적 특성)을 구체화한다는 개념을 말한다. 이러한 내부 모델은 더 높은 수준의 원하는 움직임을 분산된 운동 명령으로 변환하고, 운동 명령을 기반으로 기대되는 움직임과 기대되는 감각 피드백을 예측하며, 기대되는 것과 실제 감각 피드백의 비교와 감각 비교를 사용하여 교정 운동 작용을 추진하는 등, 다양한 기능을 제공한다. 이 제어 방식은 전체 시스템이 감각 가중치 재조정과 일치하는 상태 의존적 동작을 표시하도록 감각 및 운동 시스템의 잡음 신호 특성을 고려할 수 있다. 모

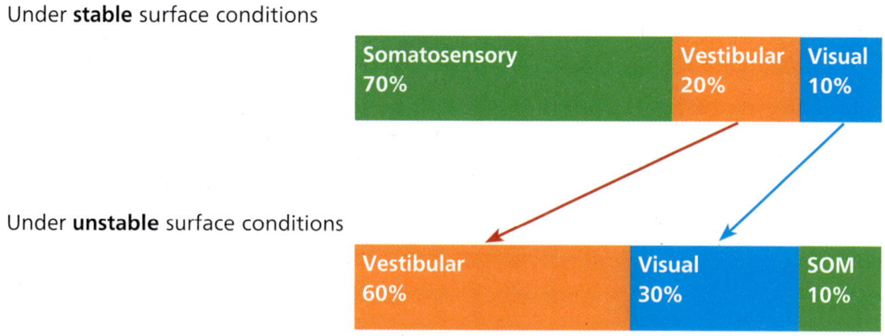

그림 2-3 Sensory re-weighting paradigm

델기준형 조절은 또한 운동명령 또는 감각계에 의한 움직임의 인코딩에 대한 시스템의 응답성을 변화시키는 변화를 설명하기 위해 내부 모델을 교정하는 적응형 메커니즘을 포함할 수 있다. 또 다른 개념은 교란 추정 및 보상(disturbance estimation and compensation, DEC) 모델로서, 가정된 임계값으로 결정된 감각정보의 조합을 사용하여 외부 및 내부 균형 교란을 추정한 다음 이러한 교란을 보상하기 위한 교정 조치를 생성하는 것이다. DEC 모델의 구현은 실험적으로 결정된 조건과 자극에 의존하는 감각 재가중치를 설명하며, DEC 개념은 다중분절 신체에서 균형을 조절하도록 확장될 수 있다.

정상적인 사람은 자신의 신체 부위의 상대적 위치와 주변 환경에 대한 정보를 결정하기 위해 다중 감각계의 정보를 통합한다. 감각통합은 정상적인 조건에서 불필요하게 많은 정보가 들어왔을 때 뇌가 적절한 운동반응을 일으키기 위해 의존할 적절한 정보를 선택해야 하는 역동적이고 유연한 과정이다. 체성감각계는 감각계 중에서 가장 빠르고 균형장애에도 가장 민감하다. 전정계 또한 빠르지만, 균형장애에는 덜 민감하다. 표면환경과 시각환경이 모두 불안정한 경우와 같이 감각계 간 갈등(inter-sensory conflict)이 있을 때 선호된다. 반대로, 시각계는 상당히 느리지만 균형장애에는 민감하다. 안정된 시각조건과 강한 수직 단서(vertical cue)가 주어졌을 때, 시각계는 가장 잘 작동한다. 감각 가중치 패러다임(sensory weighting paradigms)에 대한 연구에 따르면, 인간은 안정적인 표면조건에서는 체성감각계 정보를 주로 사용하지만, 표면이 불안정해지면 감각정보 사용의 가중치를 다음과 같이 재조정한다(그림 2-3).

03 결론

본 장에서는 인체에서 균형을 조절하는 데 있어서 단일 감각계만 관여하는 것이 아니고, 체성감각계, 시각계 및 전정계의 다중 감각계가 작용하며, 이러한 세 개의 감각계가 중복된 정보를 중추에 전달하여 통합하는 과정을 통해 교정 운동으로 작동하여 신체의 균형을 조절하게 된다는 것을 확인하였다. 균형조절의 피드백 특성에 의해 감각통합에 부과되는 제한조건에 대한 개념을 설명하고, 개별 감각신경계 내의 통합(intrasensory integration)이 균형조절과 관련된 물리적 변수들의 신경 표현을 어떻게 산출하는지에 대해 설명하였다. 그리고 신경계간 통합(intersensory integration)의 다양한 측면(여러 감각계에서 파생된 물리적 변수들의 신경 표현을 결합하는 것)을 설명하였다. 여러 감각계로부터의 정보 가중치 조합을 이용하는 개념, 원칙 및 장점을 사례를 통해 개략적으로 설명하고, 감각 가중치가 감각 재조정 기전(sensory reweighting mechanism)을 통해 변화하는 환경조건에 적응한다는 것을 확인하였다. 환경적 조건이 급변할 수 있다는 점을 감안할 때, 균형체계의 안정성은 감각재조정이 얼마나 빠르게 변화하는 조건을 보완할 수 있느냐에 의해 영향을 받는다. 다음 장들에서는 이러한 균형 조절의 개별적인 문제에 대해 살펴보게 되는데, 균형 조절에 있어서 가장 기본이 되는 폐쇄형 피드백조절시스템의 원리와 감각통합에 대한 개념을 정확히 숙지하고 있어야 하겠다.

Suggested Reading

- Mori S. Integration of posture and locomotion in acute decerebrate cats and in awake freely moving cats. Prog Neurobiol 1987;28:161-95.
- Sveistrup H, Woollacott M. The development of sensori-motor integration underlying posture control in infants during the transition to independent stance. J Motor Behav 1996;28:58-70.
- Mittelstaedt H. The role of the otoliths in perception of the vertical and in path integration. Ann N Y Acad Sci
- Horak FB, Macpherson JM. Postural orientation and equilibrium. In: Rowell LB, Shepard JT, eds. Handbook of physiology. Volume Section 12: exercise: regulation and integration of multiple systems. New York: Oxford University Press, 1996;255–92.
- Teasdale N, Stelmach GE, Breunig A, Meeuwsen HJ. Age differences in visual sensory integration. Exp Brain Res 1991;85:691-6.

평형기능 자세와 보행의 이해

CHAPTER 03 Gravity estimation and vestibular perception

한림대 홍성광

01 서론

뉴턴은 2개의 질량을 가진 물체가 서로 끌어당기는 힘을 만유인력의 법칙으로 정의하였다. 따라서 중력은 지구와 물체 사이에 작용하는 만유인력의 한 예로서 정의되었고 1915년 아인슈타인의 일반상대성 이론에서 중력의 원인을 에너지에 의한 시공간의 힘으로 해석하게 되면서 그 의미가 명확하게 되었다. 우리가 살고 있는 지구는 커다란 구의 모습을 지닌 질량을 가진 물체이기 때문에 인간을 포함하는 지구위에 존재하는 모든 질량을 가진 물질들은 지구와의 물리적인 중력의 법칙(질량에 따르는 에너지의 의해 발생하는 상호간의 시공간의 힘)에 의해 지배된다.

인간은 직립이 가능하며 두팔을 자유롭게 사용할 수 있고 높은 위치의 시야는 효율적인 직립보행을 가능하게 한다. 그러나 네발로 걷는 다른 생명체와 달리 무게중심이 높은 위치에 있기 때문에 균형을 유지하는 데 있어 단점이 있고 약간의 무게중심의 불안만으로도 보행과 균형에 이상이 올 수 있기 때문에 인체가 중력을 인지하여 자세를 유지하는 것은 가장 필수적인 삶의 조건이다.

인체의 전정계는 두위변화와 몸의 변화를 인지하여 1차적인 전정척수반사(vestibulospinal reflex)와 전정안구반사(vestibulo-ocular reflex)를 통해 중력을 인지하여 균형을 유지하고 보행이 가능하도록 한다. 말초전정계로부터 유래된 신경섬유는 소뇌를 넘어 대뇌까지 분포하여 공간과 움직임을 인지하는데 이를 통해 단순한 1차적인 무의식적 반사기전을 넘어 1) 나는 어디에 있는가? 2) 움직임이 있는가? 3) 움직임이 있다면 내가 움직이는 것인가? 아니면 주위가 움직이는 것인가? 4) 움직임의 방향은? 5) 얼마나 빨리 움직이고 있는가? 라고 하는 전정인지(vestibular perception)를 하게 된다.

본론에서는 인체가 중력을 인지하고 이를 평가하여 균형을 유지하는 기전과 임상에서 이를 평가하기 위한 방법에 대해 간단히 소개를 하고자 한다. 아울러 본론의 내용을 잘 이해하기 위해서는 인체의 말초전정계는 움직임에 대한 정보를 상위 중추 기관으로 보내는 단순한 센서의 역할에 불과하다는 사실을 알아야 한다.

02 본론

2-1 중력의 평가 기전(Gravity estimation)

인체의 중력평가기전은 중력벡터의 방향을 평가하는 과정이다. 이는 우리가 항상 중력에 수직인 자세를 유지하지 않고, 움직이는 과정에서 다양하고 유사한 감각 신호들이 인체내에 입력되기 때문인데 그것을 구분하여 중력을 평가하고 수직성에 대한 정보를 얻는 과정은 균형유지에 필수적이다. 이러한 과정은 상당히 복잡하지만 놀랄 정도로 정교하고 빠르게 진행된다. 이것은 인체가 중력을 평가하고 공간인지를 하는데 명확히 구분되는 감각신호들을(cue disambiguation) 이용하기 때문인데 예를 들면, 시각은 중력에 대해 중요한 정보를 제공해주지만 안구의 위치가 수직이 아닌 경우 이러한 신호들이 미리 계산되어 중추신경계에 전달되지 않으면 중력에 대한 몸의 위치에 대해 혼동을 줄 수 있다. 따라서 인체는 중력을 평가하기 위해 망막에 맺히는 객체의 위치와(object in world) 안구의 위치(eyes in world)를 중력중심 기준좌표계(gravity centered-reference frame)로부터 안구

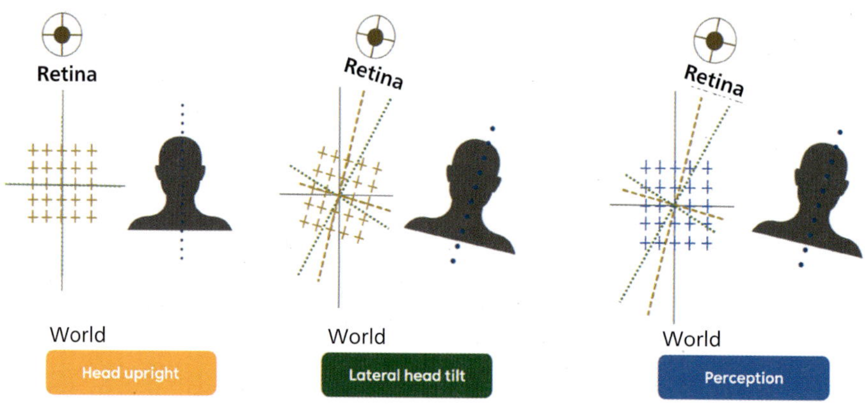

그림 3-1 중력중심 좌표계로부터 안구 중심으로의 기준좌표계의 변환. 기립위치에서 두부의 위치와 안구의 위치가 중력방향과 일치하는 경우에 중력인식을 위한 변환은 불필요하다. 그러나 두부가 경사되어 중력좌표계와 망막에 맺히는 객체의 좌표가 불일치할 때 인체는 몸이 경사되더라도 우리가 중력방향으로 중심을 유지할 수 있도록 기준좌표계를 변경한다.

위치 중심으로의 기준좌표계를 비교하여 변형하는 방식으로 계산되어 신호가 전달된다(그림 3-1).

2-2 전정인지(Vestibular perception) 및 공간정향(Spatial orientation)

정향(orientation)은 해가 떠오르는 방향의 라틴어인 oriens에서 유래된 말로 spatial orientation은 주변 환경에 대한 몸의 위치를 인식하는 인지적 지각으로 정의된다(perceptual awareness). 인체는 앞서 언급한 중력의 평가과정을 통해 안구나 머리 몸의 변화에도 불구하고 안정적인 upright position을 유지하는데 이것을 oriental constancy라고 한다. 전정인지는 1) 나는 어디에 있는가? 2) 움직임이 있는가? 3) 움직임이 있다면 내가 움직이는 것인가? 아니면 주위가 움직이는 것인가? 4) 움직임의 방향은? 5) 얼마나 빨리 움직이고 있는가?에 대한 정보를 인지하여 oriental constancy에 기여한다. 사실 우리가 너무나 당연스럽게 생각하는 이러한 과정은 순식간에 이루어지지만 실제로는 인체가 중력을 인지하고 수직성에 대한 평가를 진행하면서 서로 분명히 구분되는 입력신호를 해석하여 기준좌표계를 변형시켜 이를 대뇌에 전달하는 복잡한과정을 거치는 것이다.

2-3 전정신경섬유의 상위중추로의 연결

전정 신경섬유는 Scarpa's ganglion으로부터 교뇌(pons)와 연수(medulla)의 배외측(dorsolateral)에 존재하는 4개의 전정핵으로 연결된다. 4개의 전정핵은 서로 연결되어 있으며 이석기관과(otolith organs)과 반고리관(semicircular canals)의 구심성 신경원(afferent fiber)으로부터 전달된 신호를 해석하고 통합하는 역할을 수행한다. 이지역에는 반고관이나 이석으로부터 유래된 신경원 외에 눈움직임과는 독립적으로 두부의 움직임에만 반응하는 vestibular only (VO) neuron이 존재한다. 반고리관이나 이석으로부터 유래된 신경섬유들은 어떤 주파수 특이성이 없이 각각의 회전이나 선상가속에만 반응을 한다. 그러나 우리는 항상 회전과 선상의 복합된 자극속에서 이에 대한 변화를 잘 인지한다. 이는 두 개의 신호를 통합하여 해석하는 VO neuron이 존재하기 때문인데 이것은 고주파수의 움직임에 있어서는 이석기관으로부터 유래된 신경섬유의 센싱을 강화하고 저주파수의 움직임에서는 반고리관 유래의 신경섬유의 신호를 강화시켜 1차적인 통합을 하는 중요한 역할을 수행한다. 이 단계에서의 또다른 전정신경섬유는 상위중추의 하향(top-down) 입력신호에 의해 시각과 체성자극에 의해 반응을 하여 공간인식 이후 균형유지에 관여한다.

2-4 공간인식에 있어서 소뇌와 대뇌의 역할

소뇌의 uvula와 nodulus 그리고 fastigial nucleus에 존재하는 신경섬유의 일부는 말초전정계로부터 구심성 신경섬유로 연결되지만 대부분은 전정신경핵으로부터 유래된다. 영장류의 실험에서 uvula와 nodulus는 공간인지에 대한 공간 좌표계의 1차적인 프레임을 제공한다. 한편 fastigial nucleus는 움직임으로부터의 원심성 운동신호와 고유감각의 피드백을 통하여 unexpected self-motion의 센싱을 수행한다. 실제로 퇴행성 소뇌질환이나 소뇌이상질환을 가지고 있는 환자들이 암실에서 회전자극에 대한 전정인지기능의 이상을 보여주었다는 연구결과는 소뇌가 self/passive movement에 의해 발생되는 다양한 신호를 통합하여 이를 배경소음으로부터 분리하여 상위중추로 신호를 보내 전정감각을 유지하는데 기여한다는 것을 보여준다.

소뇌로부터의 전정입력신호는 thalamus를 경유하여 대뇌피질에 전달된다. 이 지역에서의 전정입력신호를 받는 신경섬유들은 전정신호뿐 아니라 시각이나 고유감각 그리고 원심성 운동신경섬유에 의해서도 반응을 한다. Ventral intraparietal area와 parieto-insular vestibular cortex 그리고 medial superior temporal area는 중요한 전정관련 피질로 시각에 의한 움직임을 인식하는 데 있어서도 필수적인 역할을 수행한다.

흥미롭게도, 칼로리 자극이나 tDCS에 의한 말초 전정자극은 양측의 전정관련 피질을 동시에 활성화한다. 그러나 우측손잡이 에서는 우측반구 우위성이 있고 좌측손잡이에서는 상당부분이 좌측으로 편위된 반구 우위성을 보여준다. 이러한 비 대칭성의 의미에 대해서는 아직 충분히 연구가 수행되지 않았지만 반구 우위에 따라 Anxiety level이나 전정안구반사의 운동이상과 관련이 있다는 보고가 있다.

2-5 Cue integration 이론

인체가 tilt-perception을 하는 과정은 확률적인 추론의 과정이다. 이것을 더 정확하고 실제에 가깝도록 인식하기 위해 상반된 다양한 입력신호를 이용한다고 서술한바 있다. 이석기관(otolith systems)은 선형가속(linear acceleration)과 두부경사(head tilt)를 유사하게 인식하도록 코딩되어 있기 때문에 비행기 조종사의 경우 밤에 시야가 제한될 때 선형가속을 단순한 경사(tilt)로 판단하는 착오가 일어날 수 있다. 이때 인체는 시각대신에 전정계 혹은 체성감각계를 강화시켜 우리의 뇌가 더 정확하고 사실에 가깝도록 단순한 경사로 오인된 전정인지를 선형가속으로 바로잡을 수 있도록 한다(그림 3-2).

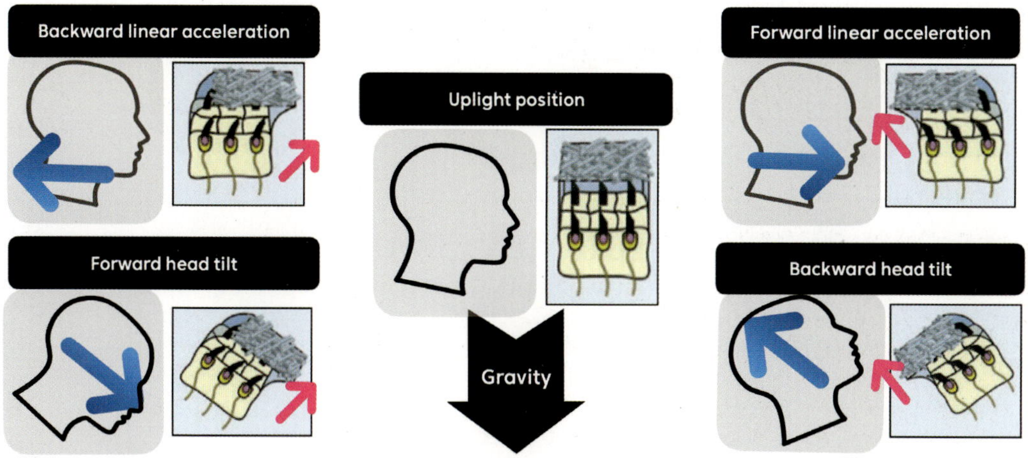

그림 3-2 선상자극과 두부 경사에서의 이석기관 유모세포의 움직임. 우리가 후방으로 선상 가속하는 경우 이석기관의 유모세포는 관성에 의해 앞으로 움직이게 된다(좌측 위. 우리가 고개를 앞으로 기울이는 경우에도 같은 방향으로의 유모세포의 움직임이 있기 때문에 (좌측 아래) 시각이 없는 상태에서 뇌는 선상가속과 두부의 경사를 구분할 수 없다. 이러한 원리는 전방 가속시에도 동일하게 적용된다.

일련의 cue integration 과정은 우리의 인체가 다양한 감각기로부터 오는 신호의 편차를 줄이는 방향으로 진행된다. 시각과 전정계 그리고 체성감각계는 들어오는 신호에 대해 이를 1차적으로 해석하는 독립적인 함수를 가지고 있다(코딩된 IMU 센서로 이해하면 된다). 이들 함수는 외부 신호에 대해 특이적으로 강하게 혹은 약하게 작용하여 인체의 전정인지 능력을 최대화시킨다. 즉 움직임에 대해 이를 인지하는 과정에서 획득된 다양한 입력신호들은 일부는 무시되어야 하고 일부는 강화되어야 하는데 이는 통계적 규칙성을 획득하는 베이지안 cue-integration이 적용됨을 의미한다.

2-6 수직전정인지의 평가와 고려 요소

수직 전정인지를 평가하는 방법으로 임상에서는 주관적 시수직검사(subjective visual vertical, SVV)를 시행한다. 시각적으로 제시된 바(bar)를 암시야에서 수직에 맞추도록 하는 검사인데 일반적으로 upright 위치의 암시야에서 수직감각은 주로 전정계와 체성감각계에 의지하게 되기 때문에 일측성 전정계의 저하가 있다면 병변쪽 방향으로의 수직감에 이상이 초래되어 SVV 검사의 이상을 초래한다.

그러면 시각이 없는 상황에서의 중력의 인식에 대한 이해를 구체화하기 위해 수직위치가 아닌 경사위치에서 우리가 SVV를 한다고 생각해보자. 이 경우 SVV의 정확도는 감소하게 된다. 중력에 대해 우리몸이 경사된 상태에서 SVV 정확도

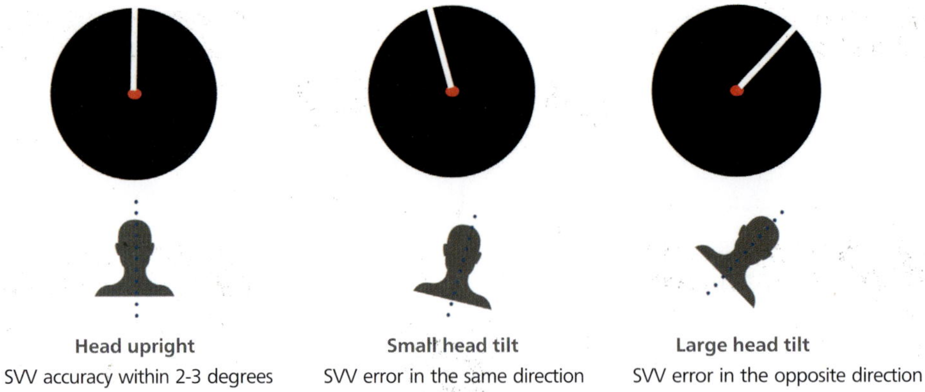

그림 3-3 다양한 상황에서 SVV의 결과

의 감소는 우리몸의 수직감에 대한 인지가 변했기 때문으로 이를 Aubert 효과라고 한다. 이때 작은 경사도에서는 반대방향으로의 두부 경사를 크게 확대 해석하여 경사 반대방향으로의 SVV error가 나타나게 되며 큰 경사도에서는 경사진 방향의 정도를 과소 평가하여 경사 방향으로의 SVV error가 나타나는 것이다(그림 3-3).

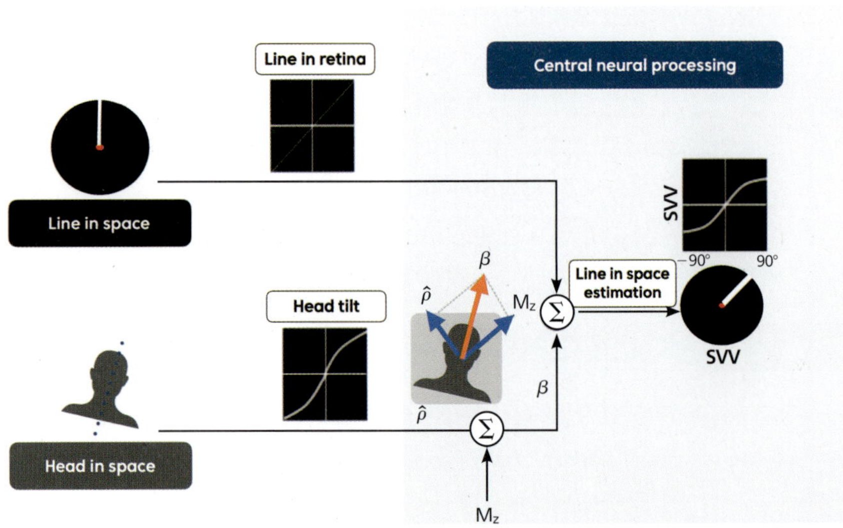

그림 3-4 Mittelstaedt's idiotropic model. 경사위치에서 SVV를 시행하게 되면 head tilt에 대한 벡터($\hat{\rho}$)와 idiotropic vector (Mz)에 의해 의해 통합된 벡터(β) 기준에서의 좌표계와 망막에 맺힌 선의 대한 좌표계가 통합되어 계산되는데 이때 어느 정도 두부 경사가 심하게 되면 saccular의 gain이 더해져 경사방향으로의 SVV가 편위하게 된다 이러한 과정은 베이지안 공간 인식 모델에 의해 설명되나 복잡한과정으로 설명은 생략한다. SVV는 시각이 없는 상태에서 중력감을 평가하고 그 생리를 이해하기 위한 중요한 검사이다

이는 이석 기관내에 saccule와 utricle에 존재하는 유모세포의(hair cell) 수의 차이에 의해 발생되는 수직감각의 치우침을 극복하고 수직감각을 우리몸의 중심으로 편위시키기 위한 mittelstaedt's idiotropic model에 의해 설명이 가능하다(그림 3-4).

SVV 검사는 임상에서 다양하게 적용될 수 있는데 국내에서 SVV 검사는 보건복지부에서 이석기능의 평가를 위한 검사로 신의료기술고시가 되어 임상에서 사용되고 있다.

신의료기술의 안정성 유효성 평가결과 고시(2019-245)

주관적 시수직 검사

가) 기술명

① 한글명: 주관적 시수직 검사

② 영문명: Subjective Visual Vertical Test

나) 사용목적

① 이석기능의 평가

다) 사용대상

① 이석기능장애 환자

라) 검사방법

① 암시야 상태에서 환자가 느끼는 수직방향으로 막대를 놓게 하여 측정된 주관적 수직각과 실제 수직각의 차이를 비교함

마) 안전성 · 유효성 평가결과

① 주관적 시수직 검사는 막대를 이용한 비침습적인 방법으로 환자에게 직접적인 위해를 가하지 않아 안전한 검사임

② 주관적 시수직 검사는 이비인후과학 교과서에서 이석기능을 평가하는 확립된 검사방법으로 제시되어 있어 유효한 검사임

따라서, 주관적 시수직 검사는 이석기능장애 환자를 대상으로 이석기능을 평가하는 데 있어 안전하고 유효한 검사임

2-7 전정감각과 평가 방법

전정계의 신호전달과 계산함수는 중력을 기반으로 한다. 그리고 이러한 복잡한 계산과정은 중력을 인지하여 수직감을 인식하는 중추적 역할을 수행한다. 전정

계에서 유래된 신호는 전정핵을 거쳐 소뇌 그리고 thalamus와 대뇌 피질까지 연결이 되며 인간의 대뇌피질에서는 temporoparietal junction와 인접한 parietal cortex 그리고 posterior insula가 전정신호를 통합하는 구역임을 설명하였다. 이러한 지역에서의 1) TMS 자극이 SVV의 error를 증가시킬 수 있고 2) 상당수의 어지럼 환자는 전정기능검사에서 정상소견을 보이며 3) 이들 환자는 외부 자극에 의해 과민한 반응을 보이는 경우가 많아 전정안구반사나 전정척수반사 검사만으로 어지럼을 평가하는 것은 무리가 있다. 전정인지가 대뇌피질에서 이루어짐을 고려하면 전정감각의 평가를 위해서는 직접적인 관련 대뇌피질영역의 평가가 필요하다. 그러나 방법론적인 문제로 이를 평가하는 것이 쉽지 않아 현재의 전정감각에 대한 평가는 암실에서 회전의자에서의 선형가속이나 회전가속시 이를 구분하는 최소역치로 전정감각을 계산하게 된다. 나이가 들수록 전정감각 역치는 증가하는 것으로 알려져 있으나 임상적 의미에 대해서는 지속적인 연구가 필요한 실정이다.

03 결론

중력의 인지와 수직감각은 균형을 유지하는 데 필수적인 인체의 인지 기능이다. 말초전정계는 움직임에 대한 정보를 상위중추로 전달하는 센서의 역할을 수행한다. 소뇌와 대뇌는 이러한 센서로부터 수집된 신호를 통합하고 필요없는 신호를 필터링하여 공간인지의 역할을 수행한다. Cue integration은 중력을 인지하고 올바른 수직감각을 유지하는데 필수적인 과정으로 개별적인 이전 경험이 내적 모델에 의해 업데이트 되어 수직감각에 대한 정보를 제공한다. 즉 이전 다양한 경험에 의해 우리의 상위중추는 끊임없는 업데이트를 통하여 수직감각을 유지한다. 따라서 전에 경험이 없던 자극이나 예상치 못한 상황에서의 수직감각은 당연히 저하될 수 있다. 이러한 경우에도 우리 인체는 통계적인 가능성에 의해 다양한 입력신호를 처리하여 수직감각을 유지할 수 있다. 다양한 환경에서 올바른 수직감각을 유지하는 이유는 cue integration 이론을 지지하는 강력한 증거로 인체가 수직감을 유지하는데 있어서 외부에서 입력된 다양한 신호들을 개별적인 경험에 근거한 내적 모델에 의해 평가하여 이를 통합하게 되는것이다. Cue disambiguation은 내재된 단일 모드의 센서로부터(말초 전정계) 입력된 유사신호를 보충하기 위한 기전으로 전정계와 체성감각계 그리고 시각으로부터 센싱된 정보를 망막중심의 위치 해석에 있어 모호성을 제거하여 중력에 대한 안구위치를 해석하는 데 도움을 준다. 이것은 또한 관성과 중력이 동시에 작용하는 상황에서 선상가속을 해석하는 데 필수적이다.

외부 환경에 대해 중력을 인지하여 수직감각을 유지하는 데 있어서 위에서 언급한 다양한 기전들이 존재하며 이를 통해 우리는 다양한 외부 자극의 변화를 인지하여 균형을 유지하게 된다.

Suggested Reading

- Alexander RM: **Bipedal animals, and their differences from humans.** *Journal of anatomy* 2004, 204(5):321-330.
- Carriot J, Jamali M, Brooks JX, Cullen KE: **Integration of canal and otolith inputs by central vestibular neurons is subadditive for both active and passive self-motion: implication for perception.** *Journal of Neuroscience* 2015, 35(8):3555-3565.
- Britton Z, Arshad Q: **Vestibular and multi-sensory influences upon self-motion perception and the consequences for human behavior.** *Frontiers in neurology* 2019, 10:63.

평형기능 자세와 보행의 이해

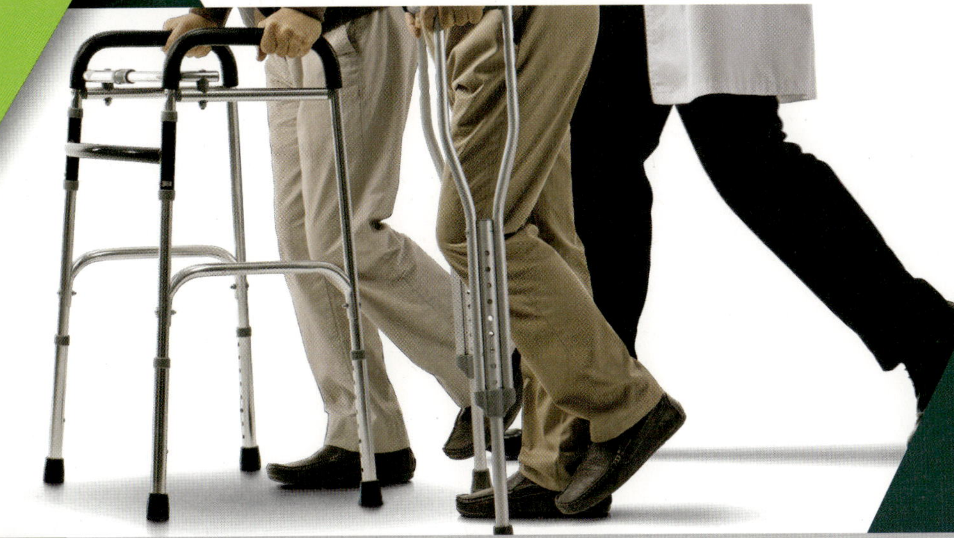

Section II

Assessment of fall risk

CHAPTER 04 Questionnaires to assess fall risk

한림대 김성균

낙상의 위험은 신체적(physical), 정신 사회적(psycho-social), 환경적(environmental) 요인으로 분류할 수 있으며, 이에 해당하는 세부 인자들이 매우 다양하기 때문에 다각도에서의 접근을 통해 위험도를 평가해야 한다.

낙상에 대한 위험을 평가하여 고위험 군을 선별하는 것은 포괄적인 중재를 위해 필수적이며, 이는 낙상과 관련된 자세한 병력 청취에서부터 시작된다. 병력 청취에는 낙상 과거력, 낙상 위험을 증가시키는 약물 복용력, 기저 질환, 주거 환경의 위험 요인 등이 포함되어야 하나, 외래 진료 환경에서 모든 환자들을 대상으로 수행하기에는 시간적 제약이 있으며 다소 복잡하기 때문에 체계화된 다양한 자기 기입식 설문지들을 이용할 수 있다. 현재 임상 현장에서는 다양한 낙상 고위험군을 선별하고 위험도를 평가하기 위한 도구들이 개발되어 있다. 그러나 각 도구들은 적용 환경과 대상 환자군에 따라 상이한 결과를 보이는 것으로 보고되고 있어 이에 대한 통합적 평가 및 중재가 필요한 실정이다.

병원과 지역사회에서 낙상 위험을 평가하는 설문 도구 중 흔히 쓰이는 것은 Morse Fall Scale (MFS), Bobath Memorial Hospital Fall Risk Assessment Scale (BMHFRS), Johns Hopkins Hospital Fall Risk Assessment Tool (JHFRAT), The Humpty Dumpty Scale (THDS)이 있다.

MFS는 Morse 등이 고령 환자들의 낙상 이환율 및 사망률에 대해 연구를 시행하면서 개발되었으며, 총 6개의 질문들로 구성되어 있다(표 4-1). 최근 3개월 내의 낙상 여부, 주 진단 외에 이차적 질환 여부, 보행 시 보조 인력 및 도구의 필요 정도, 수액 연결 여부 및 헤파린록(heparin lock) 사용, 걸음걸이(gait)의 장애, 자신의 기능 수준에 대한 의식 유무에 대한 질문에 답변 후 해당 되는 점수를 합산하여 총점 125점 중 25점 이하는 저위험군, 26~50점은 중등도 위험군, 51점 이상인 경우 고위험군으로 판단한다.

MFS는 설문 문항이 적기 때문에 3분 내에 전반적인 낙상 위험을 평가할 수 있어 병원 또는 요양 기관에서 낙상 위험도를 선별하는 목적으로 많이 사용된다.

표 4-1 Items assessing the falls in Morse Fall Scale

구분	척도	점수
1. 최근 3개월 내의 낙상 경험	아니오	0
	예	25
2. 이차적인 질환 여부 (부진단, 주 진단 이외 치료 중인 질환)	아니오	0
	예	15
3. 보행 보조	없음/침상 안정/휠체어	0
	목발/지팡이/Walker	15
	가구(furniture)	30
4. 정맥 주사, Heparin Lock, 도뇨관, 각종 모니터 장치	아니오	0
	예	15
5. 보행의 장애 여부	정상/침상 안정/부동	0
	약함*	10
	손상+	20
6. 기능 수준에 대한 의식	본인 활동에 대한 지남력이 있음	0
	제한이 있다는 것을 잊어버림	15
총점		

*보행의 장애가 약함: 보행 거리가 짧거나 다소 발을 끌면서 걷는 경우(shuffle gait). 자세가 구부정하지만, 머리를 들고 보행할 수 있음. 보행 보조 도구로 가구(furniture)를 간헐적으로 이용하는 경우.

+손상된 보행: 보행 거리가 짧으며 동시에 발을 끌면서 걷는 경우. 보행을 위해 의자에서 일어나기 어려운 경우. 보행 시 머리가 숙여지는 경우, 가구(furniture), 타인의 도움, 보행 보조 도구 없이는 현저한 보행 어려움이 있는 경우.

그리고 평가의 용이성 때문에 환자의 처치 전후, 수술 전후 등 상태 변화에 따라 항상 재평가를 할 수 있다. 하지만 MFS는 환자의 주진단 외에 이차적인 진단 유무를 설문 문항에 포함하였으나 약물 투여에 대한 항목은 없기 때문에 낙상 위험도를 증가시키는 약물 투여에 대한 평가가 함께 시행되어야 더욱 신뢰성 있는 결과를 얻을 수 있다. 또한 의료 기관 내에서의 낙상 위험도 평가에는 적합하지만, 통합적인 접근이 필요한 지역사회에서의 낙상 위험도 평가에는 제한적이다.

BMHFRS는 국내에서 개발되었으며, 2003년 보바스 기념 병원에서 노인 입원 환자를 대상으로 낙상 위험도를 평가하기 위해 개발된 설문도구이다. 총 8개의 질문으로 구성되어 있으며 나이, 낙상 과거력, 활동수준, 인지수준, 의사소통 장애여부, 위험요인(수면장애, 배뇨장애, 설사, 시력장애, 어지럼, 우울, 흥분, 불안)의 개수, 뇌졸중, 고혈압 또는 저 혈압, 치매, 파킨슨병, 골다공증, 신장장애, 근골격계 질환, 발작장애 등의 기저질환의 수, 낙상의 위험을 증가시키는 것으로 알려진 약물(항고혈압제, 이뇨제, 강심제, 진정제, 항우울제, 항불안제, 항파킨슨제 및 항전간제)의 복용 여부 및 개수를 사정하여 총점을 계산한다(표 4-2). 125점

표 4-2 Items assessing the falls in Bobath Memorial Hospital fall risk assessment scale

분류	낙상 위험 요인	점수
나이	60세 미만	0
	60~70세	1
	70~80세	2
	80세 이상	3
낙상 과거력	없음	0
	지난 1년 이내 낙상	1
	지난 1~5개월 이내 낙상	2
	지난 4주 이내 낙상	3
활동수준	거동 불가능	0
	1명 이상의 많은 도움으로 휠체어 이동 가능	1
	1명의 약간의 도움으로 휠체어 이동 가능	5
	보조 도구나 한 사람의 도움으로 보행 가능	8
의식상태	지남력 있음(시간, 장소, 사람)	0
	사정 못함	2
	지남력 있음(장소, 사람)	4
	지남력 있음(사람)	6
	지남력 없음	8
의사소통	정상	0
	청력저하	1
	언어장애	2
	청력 및 언어장애	3
위험요인	수면장애, 배뇨장애, 시력장애, 어지럼, 우울, 불안, 흥분	
	없음	0
	1~2개	1
	3개	2
	4개 이상	3
관련 질환	뇌졸중, 고혈압이나 저혈압, 치매, 파킨슨병, 골다공증, 신장장애, 근골격계질환(관절염 포함), 발작장애	
	없음	0
	1~2개	1
	3개	2
	4개 이상	3
약물	A: 고혈압제, 이뇨제, 강심제 B: 최면진정제, 항우울제, 항불안제, 항파킨슨제제, 항전간제	
	A: 0개, B: 0-2개	0
	A: 1~3개, B: 0~2개	1
	A: 0개, B: 3~6개	2
	A: 1~3개, B: 3~6개	3
총점		

중 25점 이하는 저위험군, 26~50점은 중등도 위험군, 51점 이상인 경우 고위험군으로 판단한다.

BMHFRS는 MFS에 비해 설문 문항이 세분화되어 있으며, 고령 환자에 초점이 맞추어져 있기 때문에 낙상 위험도와 연관되는 질환, 복용 약물의 수, 기저 위험 요인에 대한 평가가 추가된 것이 특징이다. 또한 약물 복용력에 대해서도 혈압을 조절하는 약물과 진정효과가 있는 약물을 분류하여 각각의 복용 약물 갯수를 사정하는 것은 평가의 신뢰도를 더욱 높일 수 있는 부분이다.

JHFRAT는 2005년 미국 존스홉킨스 병원에서 원내 의료 서비스 향상 활동의 일환으로 개발되었으며 2007년에 개정되었다. 7개의 질문을 통하여 낙상 위험을 평가하며 나이, 낙상 과거력, 배뇨 또는 배변장애 유무, 복용약물, 환자 관리에 필요한 의료기기 여부, 보행가능 정도, 인지수준 등으로 BMHFRS와 유사하다(표 4-3). 13점 이상을 고위험군으로 판단하며 환자가 처음 입원 또는 내원 시에 평가하고 하루에 한번씩 재평가하며 중간에 환자의 상태의 변화가 있을 때는 언제든지 다시 사정하는 것을 원칙으로 한다.

JHFRAT는 재가 요양(home health care)과 급성기 치료 기관(acute care unit) 으로 구분하여 평가하도록 개발되었으며, 이는 설문 문항은 같으나 설문 시작 전 낙상 위험이 없는 환자를 선별하기 위한 도입 설문 문항의 차이가 있다. 설문 문항 중 MFS, BMHFRS와 다른 점은 배뇨, 배변 장애 항목이 세부 항목이 아닌 단일 항목으로 분류되어 있다는 것과, 지난 24시간 내 환자의 시술로 인한 진정제 사용에 대한 평가가 추가되어 있다는 것이다. 이는 진정 및 마취가 필요한 시술, 수술로 인한 낙상 위험도 변화에 대해 고려한 것으로 실제 임상에서 낙상 평가에 필수적인 부분이다.

THDS는 14세 미만 소아를 대상으로 낙상 위험을 평가하기 위해 개발되었으며, 나이, 성별, 신경, 정신과적 질환 유무, 인지장애 정도, 환경적 요소, 수술 및 마취, 진정 이후 경과한 시간, 낙상 위험을 증가시키는 약물의 사용을 평가 하며 12점 이상인 경우 고위험군으로 간주한다(표 4-4).

소아는 신체, 운동 기능이 미숙하고 인지 능력이 성인에 비해 부족한 경우가 많이 때문에 낙상의 위험이 높다. 그러므로 낙상 위험도 평가 시에는 약물 사용, 과거력에 대한 부분도 중요하지만 환자의 성향 및 상황에 대한 인지 정도 또한 평가에 중요한 인자 중 하나이다. 소아에게 다양한 설문을 시행하여 평가를 할 때 보호자를 통한 응답 및 보호자의 의견 제시는 긍정적 또는 부정적으로 결과에 영향을 미친다. 하지만 THDS는 의료인의 판단만으로 위험을 사정할 수 있는 문항들로 구성되어 있어 반복 평가에도 비교적 용이하다.

이외에도 St Thomas's Risk Assessment Tool in Falling Elderly Inpatients,

표 4-3 Items assessing the falls in Johns Hopkins Hospital fall risk assessment tool

분류	낙상 위험 요인	점수
나이	60~69세	1
	70~79세	2
	80세 이상	3
낙상 과거력	입원 전 6개월 동안 적어도 1회 이상의 낙상	5
배뇨, 배변 장애 (하나만 선택)	실금	2
	긴박뇨(변) 또는 빈뇨(변)	2
	절박뇨(변)/빈뇨(변) 및 실금 모두 해당	4
약물	해당 약물: 자가 통증조절장치/마약성 진통제, 항경련제, 항고혈압제, 이뇨제, 수면제, 환하제, 진제정, 향정신약물(하나만 선택)	
	1개	3
	2개 이상 투여	5
	지난 24시간 내 시술로 인한 진정제 투여	7
환자 치료 장비	환자에게 부착된 모든 장비(하나만 선택) (예: 정맥 주사, 주입 펌프, 흉관, 도뇨관, SCDs 등)	
	1개	1
	2개	2
	3개 이상	3
보행, 이동 (복수 선택 가능)	거동, 이동 혹은 보행 시 도움이나 감독 필요	2
	불안정한 걸음걸이	2
	기동성에 영향을 주는 시각 혹은 청각 장애	2
인지 상태 (복수 선택 가능)	물리적 환경에 대한 즉각적인 인지적 대처 변화	1
	충동적인 성향이나 행동	2
	자신의 신체적, 인지적 제한에 대한 이해 부족	4

SCDs, sequential compression devices

Hendrich Fall Risk Model 등이 있으나 이는 장기요양시설의 입원 중인 노인들을 대상으로 낙상 위험을 사정하는 도구로 개발되었기 때문에 노인이 아닌 성인에게 적용하거나 일반 병동 및 외래에서 사용하는 것은 한계가 있다.

낙상 과거력이 있거나, 고령, 다양한 신체적 기능 저하가 있는 환자들에게 낙상은 신체적 활동 제한으로 인한 사회적 고립 등의 문제로 이어지며 이는 낙상에 대한 두려움이 많은 부분을 차지한다. 그러므로 낙상에 대한 예방적 중재를 계획할 때 낙상 후 심리적 위축으로 인한 신체적 활동의 제한 정도를 평가한 후에 낙상에 대한 두려움을 감소시키기 위한 중재로 이어져야 한다.

낙상 두려움을 평가하는 도구는 대표적으로 1998년 개발된 survey of activ-

표 4-4 Items assessing the falls in The Humpty Dumpty Scale

분류	낙상 위험 요인	점수
나이	3개월 이상~3세 미만	4
	3세 이상~7세 미만	3
	7세 이상~13세 미만	2
	3개월 미만, 13세 이상	1
성별	남자	2
	여자	1
진단	신경학적 질환에 대한 진단	4
	산소량 변화 관련 진단: 호흡기병 진단, 탈수, 빈혈, 식욕감퇴, 실신/어지럼 등	3
	정신/행동 장애 관련 진단	2
	그 밖의 다른 진단	1
인지 장애	4세 이상이지만 능력의 한계를 알지 못함 또는 4세 미만	3
	능력의 한계를 알고 있지만 시행하지 않음	2
	자기 능력을 알고 있음	1
환경 요인	낙상 경험이 있음	3
	보조기(휠체어, 워커, 목발)을 사용함	2
	해당 없음	1
수술/진정/마취 요인	시행 후 24시간 이내	3
	시행 후 48시간 이내	2
	시행 후 48시간 이상 / 해당 없음	1
약물 사용	2가지 이상: 진정제, 수면제, 최면제, 정신 안정제, 항불안제, 완화제/이뇨제, 진통제	3
	위 약물 중 하나	2
	다른 약물 / 해당 없음	1
총점		

ities and fear of falling in the elderly (SAFE)가 있다(표 4-5). 이는 한국어 번역 버전이 국내에서 활용되고 있으며 Likert 형 4점 척도(1점: 두렵지 않다, 2점: 보통이다, 3점: 조금 두렵다, 4점: 많이 두렵다)로 이루어져 있다.

또한 낙상 효능감 척도(falls efficacy scale, FES) 또한 낙상 두려움을 평가할 때 사용할 수 있다. 낙상 관련 자기 효능감이란 균형 소실과 낙상 없이 일상생활 동작을 원활히 수행할 수 있는 개개인의 자신감을 수치로 나타낸 것이다. FES는 10개의 항목을 이용하여 각 질환의 치료적 중재 후 낙상 두려움의 변화 정도를 파악하기 위한 평가 척도로도 활용되며 낙상 발생률, 기능적 수행능력 및 심리적

표 4-5 Survey of activities and fear of falling in the elderly

문 항	두렵지 않다 (1), 보통이다 (2), 조금 두렵다 (3), 많이 두렵다 (4)
1. 집안 청소하기	
2. 옷 입고 벗기	
3. 간단한 식사 준비하기	
4. 목욕 또는 샤워하기	
5. 가게에 가기	
6. 의자에 앉기 또는 일어나기	
7. 계단 올라가기 또는 내려가기	
8. 야외에서 걷기	
9. 위로 뻗기 또는 아래로 구부리기	
10. 전화 받기	
11. 미끄러운 표면 위에서 걷기	
12. 친구/친척 방문하기	
13. 사람들이 많은 곳에 가기	
14. 불규칙한 표면에서 걷기	
15. 경사진 길 걸어 올라가거나 내려오기	
16. 사회적 행사에 참석하기	
총점	

인 요인과의 관련성과 같은 임상적 유용성에 대해서도 보고되었다. 하지만 질문 문항 자체가 일상 생활 수행의 영역에 제한되어 있기 때문에 개인적인 해석에 따라 답변이 일치하지 않을 수 있다는 문제와 높은 일상 활동 기능 수행이 가능한 노인의 균형 손실을 평가하는 데에 민감하지 않다는 문제가 있다. 그리고 각각의 문항에 자신감이 없으면 0점, 완전한 자신감은 10점으로 측정하는데 양극단에만 표시되어 있어 노인들이 평가하기에 어려움이 존재한다. 이를 보완하여 Powell과 Meyers는 Activities-Specific Balance Confidence Scale (ABC)를 개발하였고, 이는 집안에서의 일상 활동뿐만 아니라 집 밖의 외부활동에 대해서도 광범위하게 측정할 수 있는 도구이다.

낙상을 평가할 때는 관련된 상해에 대한 의학적 평가뿐만 아니라 반드시 낙상과 관련된 위험인자를 선별하고 고위험군을 발견해야 낙상을 효과적으로 예방할 수 있다. 국내에서는 낙상에 대한 관심이 증가되고 있지만 병원 내에서의 낙상만을 중시하는 경향이 있고 낙상을 평가하고 중재에 접근하는 방식이 단편화 되어있다. 그러므로 낙상 위험 평가 시에 위에 제시한 설문 도구들을 토대로 국내 실정에 맞고 전문가 협의를 충분히 거친 내·외부적 위험 요인 통합 사정 도구를 갖추고, 맞춤형 중재서비스를 개발하여 그동안 산재되어 있던 위험인자를 종합적으로 평가하고 검증함으로써 예방 수준을 한 단계 높여야 할 필요가 있다.

Suggested Reading

- Tibbitts GM. Patients who fall: how to predict and prevent injuries. Geriatrics 1996;51:24-8.
- Gu MO, Jeon MY, Eun Y. The development & effect of a tailored fall prevention exercise for older adults. Taehan Kanho Hakhoe Chi 2006;36:341-52.
- Hansson EE, Mansson NO, Ringsberg KA, Hakansson A. Falls among dizzy patients in primary healthcare: an intervention study with control group. Int J Rehabil Res 2008;31:51-7.
- Oliver D, Britton M, Seed P, Martin FC, Hopper AH. Development and evaluation of evidence based risk assessment tool (STRATIFY) to predict which elderly inpatients will fall: case-control and cohort studies. BMJ 1997;315:1049-53.
- Hendrich A, Nyhuis A, Kippenbrock T, Soja ME. Hospital falls: development of a predictive model for clinical practice. Appl Nurs Res 1995;8:129-39.
- Kim SK, Im GJ. Risk of Falls in Dizzy Patients. Research in Vestibular Science 2017;16:10-16.
- Jenkins ME, Johnson AM, Holmes JD, Stephenson FF, Spaulding SJ. Predictive validity of the UPDRS postural stability score and the Functional Reach Test, when compared with ecologically valid reaching tasks. Parkinsonism Relat Disord 2010;16:409-11.
- Kumar A, Carpenter H, Morris R, Iliffe S, Kendrick D. Which factors are associated with fear of falling in community-dwelling older people? Age Ageing 2014;43:76-84.
- Wert DM, Talkowski JB, Brach J, VanSwearingen J. Characteristics of walking, activity, fear of falling, and falls in community-dwelling older adults by residence. J Geriatr Phys Ther 2010;33:41-5.
- Kim KS, Kim JA, Choi YK, Kim YJ, Park MH, Kim HY, et al. A comparative study on the validity of fall risk assessment scales in korean hospitals. Asian Nursing Research. 2011;5(1):28-37.
- Park IS, Cho IS, Kim EM, Kim MK. Evaluation of a fall risk assessment tool to establish continuous quality improvement process for inpatients falls. Journal of Korean Academy of Nursing Administration. 2011;17(4):484-92.
- Morse J, Morse R, Tylko S. Development of a scale to identify the fall-prone patient. Canadian Journal on Aging. 1989;8(4): 366-77.
- Lee YH, Jung IS, Jun SS. A comparative study on the predictive validity among pressure ulcer risk assessment scales. Journal of Korean Academy of Nursing. 2003;33(2):162-69.

CHAPTER 05 Neurological assessment of balance and gait problem

서울대 최정윤

직립과 보행의 안정성은 중력가속도(gravitational acceleration), 머리 이동에 의한 회선(angular)과 선형(linear)가속도, 경부와 체간, 관절 움직임에 대한 고유감각(proprioception)을 해석하고, 운동반응을 빠르고 적절히 형성함으로써 이루어질 수 있다. 자세한 신경이안과적 진찰과 더불어, 신경계 전반에 관련한 진찰과 이에 대한 병리현상을 이해하는 것은 직립과 보행 안정성 평가에 있어 필수적인 요소이다. 본 장에서는 일반신경학적 진찰법에 대한 소개와 직립 및 보행 안정성에 장애를 유발하는 대표적 중추신경계 질환에 대해서 다루어 볼 것이다.

01 일반신경학적 진찰

신경학적 진찰은 의식상태(mental status), 고위피질기능(higher cortical function), 12쌍의 뇌신경(cranial nerves), 사지 운동계와 감각계, 소뇌기능, 병적 반사(pathological reflex)에 대해 평가하게 된다. 균형과 보행장애를 유발하는 질환이 전정기능의 국한된 문제가 아니면, 이와 같은 일반 신경학적 진찰에서 병변의 범위를 유추하는 데 큰 도움을 받을 수 있다.

1-1 의식상태 및 고위피질기능검사

의식상태는 명료(alert), 기면(drowsy), 혼미(stupor), 혼수(coma)로 구분할 수 있다. 일반적으로 균형과 보행장애를 유발하는 질환에서 의식장애는 흔치 않으나, 뇌간(brainstem)이나 소뇌(cerebellum)을 침범하는 뇌혈관질환과 종양, 약물중독(drug intoxication)등에서는 의식상태가 경미한 기면(mild drowsy)으로 발현될 수 있고, 혼미나 혼수상태로 진행할 수 있다. 따라서 평가자는 경미한 기면을 판단할 수 있어야 한다. 이 경우, 환자는 의사소통이 느리고 쉽게 졸려 하여 인터뷰 중 반복적으로 질문을 해야 하는 경우를 종종 보인다.

표 5-1 대표적 실어증의 종류

	말하기	듣기	따라 말하기
전실어증(Global aphasia)	×	×	×
운동실어증(Broca's aphasia)	×	○	×
피질하운동실어증(Transcortical motor aphasia)	×	○	○
감각실어증(Wernike's aphasia)	○	×	×
피질하감각실어증(Transcortical sensory aphasia)	○	×	○
전도실어증(Conduction aphasia)	○	○	×

고위피질기능은 언어능력, 공간지남력, 주의집중력, 기억력, 실행력, 감정조절, 인식력 등을 포함한다. 따라서, 중추신경계 질환에 의해 발생하는 균형 및 보행장애를 평가하기 위해서는 고위피질기능에 대한 접근이 필수적이다.

언어능력은 말하기(motor domain)와 듣기(sensory domain)의 평가가 기본적인데 인터뷰 중 대화에 무리가 없다면 큰 지장이 없다고 봐도 무방하다. 다만, 의사표현이 떨어지거나 늦으면, 따라 말하기, 쓰기 등을 시켜 실어증(aphasia) 여부를 판단해야 할 것이다(표 5-1).

공간지남력(spatial orientation)은 자기자신과 주위사물에 대한 공간인식을 의미하며, 좌측 대뇌는 주로 우측에 대해, 우측 대뇌는 좌, 우측 모두에 대해 공간인식을 가지고 있다. 따라서 좌측 대뇌손상이 있는 사람에 비해 우측 대뇌손상자는 좌측방향에 대한 자기 자신과 공간인식이 저하되는 무시증후군(neglect)을 보인다. 전정자극에 대해 자기 위치를 인식하는 공간지남력도 우측 대뇌에서 우세하게 발생하는 현상이 있어, 우측 대뇌손상자의 경우 이동거리를 과소평가하는 현상이 나타나기도 한다(그림 5-1).

주의집중력, 계산력 및 실행력은 주로 전두엽 기능을 평가하는 것으로 치매, 파킨슨병, 약물중독, 우울증 등에서 저하될 수 있다. 주로 인터뷰 중 대화에 집중하지 못하거나 반응이 느리고, 평소에 일에 집중하지 못하며, 계산에 실수가 있는 경우가 있다. 간단하게 연속적 숫자계산, 숫자 외우기, 역순 외우기(forward/

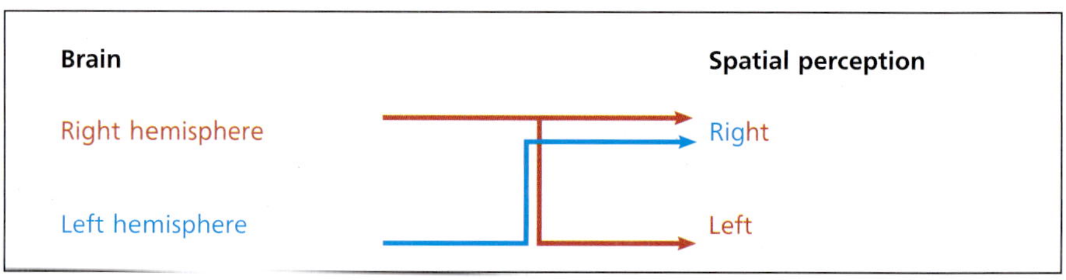

그림 5-1 Spatial perception

backward digit span), 기억등록(memory registration)과 회상(recall) 등을 시행하여 평가해 볼 수 있다

- 기억등록: 비행기, 연필, 소나무(예: 제가 불러드리는 단어를 기억하시고 대답하세요).
- 연속적 숫자계산: 100−7, −7, −7, −7, −7(serial) (예: 100−7은? 다시 7을 빼면? 다시 7을 빼면…).
- 기억회상: 비행기, 연필, 소나무(예: 아까 불러드린 단어를 대답하세요).
- 숫자 외우기/역순 외우기(예: 6, 5, 7, 8, 4 순서대로 외워서 대답하세요. 역순으로 외워보세요).

1-2 뇌신경평가

뇌신경은 12쌍으로 이루어져 있으며, 평형과 보행에 문제를 유발하는 질환 중에 뇌신경 기능에 문제를 유발할 수 있는 질환은 뇌졸중, 뇌종양, 탈수초질환 이외에 다발성신경병증을 유발하는 다양한 말초신경 질환에서 발생할 수 있다. 임상에서 간단하게 평가할 수 있는 뇌신경 기능은 안운동에 관여하는 3, 4, 6번 뇌신경과, 안면감각과 운동에 관여하는 5, 7번 뇌신경, 청각과 전정기능에 관여하는 8번 뇌신경, 그리고 구개-삼킴 운동과 자율신경에 관여하는 9, 10번 뇌신경, 혀의 움직임에 관여하는 12번 뇌신경이 있다. 따라서 안운동 범위를 측정해 보고 복시여부를 확인하며, 안면감각과 대칭성을 평가하고 삼킴 장애 및 목젖 과 혀의 움직임을 측정하여 뇌신경 이상여부를 확인하는 것이 필요하다.

1-3 운동평가

자세를 유지하기 위해서는 적절한 운동능력을 유지하는 것이 필수적이다. 운동능력은 강도(power)와 속도(speed), 긴장도(tone)를 같이 평가해야 한다. 운동강도는 medical research council에서 제시한 척도를 사용하며 정상(5)에서 완전마비(0)으로 구분한 6개 단계로 기술한다(신경근육평가 참조). 경부, 상지와 하지 모두에서 평가하는 것이 중요하며, 가능하다면 상하지 근위부(proximal segment)와 원위부(distal segment)에서 구분해서 평가하는 것도 좋다.

일반적으로 전신 위약감을 호소하며 보행장애를 호소하는 경우 경부와 하지 근위부 근력 저하를 동반하는 경우가 많다. 누워서 머리를 들고 버티기가 힘들거나 쪼그려 앉은 자세(squatting position)에서 직립 시도에 무릎 또는 벽을 짚지 않고 일어날 수 있는지를 통해 평가할 수 있다.

평형과 보행의 유지에 빠른 운동반사를 만들어내는 것도 중요하다. 운동의 속도는 근력이 약화되거나 기저핵(basal ganglia)등의 추체외로(extrapyramidal tract)를 침범하는 질병에서 감소된다. 속도가 느린 것은 운동완서(bradykinesia)이며, 더 진행하면 운동불능(akinesia)으로 기술한다. 속도에 대해서는 정량적 평가법이 부위별 운동마다 다양한데, 파킨슨병 척도검사에서는 정상(0), 약간 느림(1), 상당히 느리며 운동중지(pause)가 동반된 경우(2), 심각하게 느리며 운동 시작의 어려움과 운동중지가 있는 경우(3), 거의 동작을 수행하지 못하는 경우(4)로 구분하여 사용한다,

근육의 긴장도는 경직(rigidity)과 강직(spasticity)으로 구분하는데, 경직은 관절운동범위 전체에서 속도에 관계없이 저항이 있는 경우이며, 반면 강직은 빠른 운동에 대해 저항이 발생하는 경우이다. 두가지가 동시에 나타날 수 있으나 그 발생기전이 상이한데, 경직의 경우 추체외로 이상에 의해 발생하는 반면 강직은 추체로의 병변에 의해 주로 발생한다.

1-4 감각평가

체성감각(somatosensory)은 촉각(touch sense), 통각(pain sense), 진동각(vibration sense), 온도각(temperature sense)와 고유감각(proprioception, 사지 및 관절의 위치감각)으로 구성된다. 통각, 온도각, 그리고 뭉툭한 촉각(crude touch)은 말초신경 중 직경이 작은 a-delta와 c 섬유를 통해 척수로 전달되며, 척수에서 척수시상로(spinothalamic tract)를 통해 뇌로 전달된다. 반면 미세촉각(fine touch), 진동, 그리고 고유감각은 상대적으로 직경이 굵은 a-alpha와 a-beta 섬유를 통해 척수에 도달 후 척수 후기둥(posterior column)을 형성하는 널판다발(gracile fasciculus)와 쐐기다발(cuneate fasciculus), 내측섬유대(medial lemniscus)를 거쳐 뇌에 전달된다. 자세 및 보행장애를 호소하는 환자에서는 특히, 진동감과 고유감각의 평가가 필요한데, 이는 신경전도검사(nerve conduction study) 등을 통해 평가할 수도 있으나 신체검진에서 진동굽쇠를 통해 평가하기도 하며, 손가락, 발가락 말단의 위치에 대한 인식을 평가하여 알아볼 수도 있다.

1-5 소뇌기능평가

소뇌는 안구운동, 자세, 사지의 운동조화에 관여하는 구조물로서, 신경이과적 진찰을 통해 세부 눈운동을 평가할 수 있다. 그러나 일반신경학적 진찰을 통해 체간과 사지에 대한 운동조화 능력을 평가하는 것은 질환의 범위를 예측하는 데 큰 도움이 된다. 일반적인 소뇌기능평가로 손가락-코(finger to nose), 뒤꿈치-정

강이(heel to shin) 검사를 통해 실조증 여부를 판단할 수 있다. 소뇌질환에 의해 목표물에 다가가는 동안 큰 진폭의 진동이 관찰되는 경우, 예전에는 이를 의도떨림(intension tremor) 또는 활동떨림(action tremor)이라고 불리기도 했으며, 목표물에 닿고나서 발생하는 진동은 자세진전(postural tremor)과 유사한데, 이를 적색핵떨림(rubral tremor)이라고 기술하기도 하였다. 그 외 빠른 손교대움직임(rapid alternating hand movement test)을 통해 상반운동되풀이장애(dysdiadochokinesia)를 평가해 볼 수 있다.

1-6 병적반사평가

병적 반사는 주로 상위운동신경회로의 이상을 확인하기 위해 평가하는 것으로 건반사의 항진(hyperreflexia), 바빈스키(Babinski) 징후, 호프만(Hoffman) 징후를 관찰하는 것이다. 보행장애 환자에서 일편에 국한된 병적반사의 관찰은 국소적 병변을 의심할 수 있게 하는 반면, 양측 상하지에서 항진된 건반사와 바빈스키, 호프만 징후가 관찰된다면, 전반적 신경퇴행성 질환의 가능성을 높게 보아야 한다.

02 직립 및 보행장애를 유발할 수 있는 신경계 질환

2-1 중추신경계 퇴행성 질환

균형 및 보행장애를 유발하는 대표적 퇴행성 신경계 질환으로 파킨슨씨병, 파킨슨 플러스 증후군, 유전 실조증 등을 감별해야 한다. 파킨슨씨병은 수년에 걸쳐 진행하는 운동완서, 체간 및 사지의 경직, 안정 진전(resting tremor)과 보행장애가 특징이다. 직립 시 앞으로 웅크린 자세(stooped posture)를 보이며 보행할 때 보폭(stance)이 좁으나 양 발의 폭(base)은 넓지 않다. 질병의 초기에는 보행에 동반되는 팔의 움직임이 다소 감소하는 이상만 보이지만, 점차 보폭이 좁고 가속 보행이 발생하며, 앞으로 넘어지는 경우가 있다. 또한 방향 전환을 시도하면 몸 전체가 천천히 통나무처럼 돌아가는 회전(en-block turning)을 한다. 파킨슨병은 운동완서가 특징이기 때문에 평형기능에 문제가 없더라도 보행에 동반되어 나타나는 운동반응이 느리기 때문에 낙상의 위험이 높다. 파킨슨씨 병과 유사하지만 몇몇 다른 임상특징을 가지며 병리와 예후가 다른 질환을 통칭해 파킨슨 플러스 증후군이라고 한다(표 5-2). 그중 진행성 핵상마비(progressive supranuclear palsy)는 질병 초기에 수의적(voluntary) 수직안운동(vertical eye movement)의 제한과 자세불안(postural instability)과 특징이며, 파킨슨씨병과 달리 자세불안이 일찍

표 5-2 진행성 핵상마비와 다계통신경계위축의 주요임상증상

진행성 핵상마비	• 핵상 수직주시마비 (vertical supranuclear gaze palsy) • 3년 내 반복적인 자발성 낙상 (repeated unprovoked fall within 3 years) • 3년 내 진행성 보행동결 (progressive gait freezing within 3 years) • 비유창성 진행성 실어증 또는 말하기 실행증 (nonfluent progressive aphasia or apraxia of speech)
다계통위축	• 요실금, 발기부전, 기립저혈압 등의 자율신경부전증 (urinary incontinence, erectile dysfunction, orthostatic hypotension) • Levodopa 반응이 없는 파킨슨증 (poorly levodopa-responsive parkinsonism) • 소뇌기능장애 (cerebellar dysfunction)

부터 나타나며, 뒤로 넘어지는 양상의 자세불안을 보인다. 수의적 수직안운동의 제한은 단속안구운동(saccades)과 원활추종운동(pursuit)이 초기부터 손상되며, 전정안반사(vestibulo-ocular reflex)는 보존되기 때문에 신경이과적 진찰이 진단에 큰 도움이 된다.

다른 파킨슨 플러스 증후군으로 다계통위축증(multiple system atrophy)이 있다. 자율신경계 이상과 동반해 파킨슨씨병의 추체외로 증상, 소뇌기능장애, 운동기능장애가 모두 발생하는 것이 특징이다. 이 경우 보행장애는 양 발의 폭이 넓어지고 체간의 자세유지뿐만 아니라 사지의 실조도 관찰된다. 이를 통해 파킨슨씨병에서의 보행장애와는 구분할 수 있다. 또한 심한 기립성 저혈압과 혈압변동성이 특징이며, 소뇌기능의 저하로 인해 전정안반사가 과항진되고 하방안진이 관찰되기도 한다.

유전 실조증은 상염색체 우성 및 열성으로 유전되는 진행성 실조가 특징이며, 척수소뇌성 실조증(spinocerebellar ataxia), 삽화성 실조증(episodic ataxia) 등을 말한다. 소뇌기능장애와 더불어 뇌간과 척수의 장애가 동반되어 아형별로 임상양상이 다양하다. 따라서 가족력이 있거나 신경학적 진찰에서 뇌간이나 척수기능의 저하가 관찰되면 의심해 보아야 한다.

2-2 중추신경계 국소화 질환

소뇌 및 뇌간에 국한된 질환은 평형장애뿐만 아니라 뇌신경마비, 운동 및 감각장애를 유발하며, 병적 반사를 초래할 수 있다. 뇌경색 및 뇌출혈은 급성 발현이 특징이지만, 염증, 혈관기형에 의한 만성적 혈류장애, 뇌종양 등은 증상을 서서히

발현시키는 경우가 많기 때문에 신경학적 진찰과 더불어 질환의 진행양상에 대해서도 세심한 인터뷰가 필요하다.

소뇌는 크게 중앙부의 충부(vermis)와 양쪽 외측의 반구(hemisphere)로 구분할 수 있는데, 충부와 내측반구는 안운동, 체간의 평형에 관여하고, 외측은 사지 말단의 조화에 관여한다. 소뇌에 국한된 질환은 충부와 내측반구를 침범하는 위치에 따라 타래 및 부타래(flocculus and paraflocculus) 증후군, 결절과 배쪽목젖(nodulus and ventral uvular) 증후군, 등쪽벌레와 꼭지핵(dorsal vermis and fastigial nucleus) 증후군으로 구분할 수 있다. 타래 및 부타래 증후군에서는 수평 및 하방안진이 특징이며, 원활추종안운동의 이상이 관찰되며, 일부의 환자에서 두부충동검사(head impulse test)에서 이상을 보일 수 있다. 결절과 배쪽목젖 증후군은 주기교대안진(periodic alternating nystagmus)과 체위현훈과 안진(positional vertigo and nystagmus)이 특징이며, 등쪽벌레와 꼭지핵 증후군에서는 단속안구운동과 원활추종안운동이 손상된다. 그러나 소뇌병변이 외측반구에 존재할 경우 어지럼증이나 안진보다는 체간과 사지의 실조만 유발할 수 있어 자세한 신경학적 진찰이 필수적이다.

뇌간을 침범하는 경우, 외안근 및 안면마비를 보일 수 있고, 위치에 따라 수평 또는 상방안진을 초래한다. 뇌간에서 보일 수 있는 특징적인 증상은 수직방향의 시계추 안진(pendular nystagmus)과 구개떨림을 보이는 안구개진전(oculopalatal tremor)이다. 이는 뇌교덮개(pontine tegmentum)에 생긴 병변이 하올리브핵(inferior olivary nucleus)에 향하는 중앙덮개로(central tegmental tract)를 손상시켜 하올리브핵의 가성비후(pseudohypertrophy)를 초래하여 생기며, 원인병변이 발생 후 2~3개월 지나면서 서서히 발현된다.

2-3 말초신경계, 말초근육 질환

당뇨, 급성 또는 만성 경과의 염증성 또는 유전성 말초신경병증, 독성물질이 상하지 말단에서 전달되는 고유감각을 훼손하여 보행장애를 유발할 수 있다. 가장 흔한 질환으로 당뇨병성 다발신경병증이 있는데 길이가 긴 신경섬유부터 손상되는 것이 특징이다. 양말과 장갑을 착용하는 부위인 발바닥, 손바닥부터 통증과 감각 손실을 느끼며, 고유감각의 손상이 초기부터 있을 수 있다. 이 경우 위치감각의 손상은 말단부 외상에 위험이 되어 손, 발의 상처나 궤양을 쉽게 관찰할 수 있다.

평형장애를 급성으로 유발하는 말초신경병증 중 꼭 감별해야 할 질환이 급성 염증탈수초 다발신경병증이며, 대표적 아형이 길랑-바레 증후군(Guillain-Barre syndrome)이다. 주로 상기도감염이나 장염과 같은 선행감염이 있은 후 1~2주 내에 긴 신경섬유 말단부터 진행해서 감각저하 및 사지마비, 호흡장애, 연하곤란을 유발하는 임상양상을 보인다. 급성염증탈수초 다발신경병증이 감각 이상만으로 발현될 수 있고, 그 외 안근마비, 건반사소실(areflexia), 실조증이 특징인 밀러-피셔 증후군(Miller-Fisher syndrome)도 있다. 급성염증탈수초 다발신경병증은 심각한 합병증을 초래할 수 있어, 초기 진단이 중요하다. 질병초기에 신경전도검사에서 정상을 보일 수 있어, 임상양상을 인지하고 일반 신경학적 진찰에서 이상 소견을 발견할 수 있어야 한다.

수년에 걸쳐 악화와 호전을 반복하면서 만성 경과를 보이는 염증탈수초신경병도 있으며, 자가면역질환의 일종으로 역시 말초의 고유감각의 소실과 근력약화를 초래하여 보행 시 체간의 흔들림이 커지고, 속도가 줄어든다. 이 외 다양한 유전질환과 독성물질이 다발신경병증과 말초근육질환을 유발한다. 다발신경병증과 근육병증을 감별하기는 쉽지 않으나 다발신경병증은 사지의 원위부의 감각저하와 근력약화, 근육병증은 전신적 통증과 함께 어깨, 골반기저근과 같은 근위부의 약화가 주요 증상으로 구분할 수 있다. 다만 다발신경병증도 근위부를 주로 침범하는 질환이 있고, 근육병증도 원위부를 주로 침범하는 질환이 있어, 임상증상으로 의심하고, 신경근전도 검사와 혈액 및 조직검사를 통해 진단해야 한다.

2-4 약물 연관 질환

다양한 약물이 어지럼증, 안운동이상과 더불어 체간 및 사지 실조를 유발할 수 있다. 대표적인 약물이 신경병증을 조절하기 위해 사용하는 약물이나 항뇌전증 약물이다. 이와 같은 약물이 환자의 대사상태, 약물상호작용, 약물복용기간에 따라 부작용이 나타날 수 있으며, gabapentin, pregabalin, carbamazepine, lamotrigine, phenytoin, phenobarbital, lithium 등이 있다. 따라서 보행 및 평형장애가 있는 환자의 경우 말초신경질환 자체의 문제와 더불어 사용하는 약물의 영향을 주의 깊게 고려하는 것이 중요하다.

Suggested Reading

- Blumenfeld. Neuroanatomy through Clinical Cases. 2nd edition.
- DeJong's The Neurologic Examination
- Leigh RJ, Zee DS. The Neurology of Eye Movements. 5th edition.

CHAPTER 06 Neuromuscular assessment of balance and gait problem

동국대 박주현

직립자세와 보행은 인간이 살아가는 데 있어 가장 중요하고 복잡한 기능이다. 정상적인 보행을 위해서는 1) 자세를 유지하는 근골격계와 지지구조의 안정화, 2) 이들을 움직일 수 있는 근육 등의 에너지원, 그리고 1)과 2)를 조절하는 신경계 시스템, 이 세 가지가 필요하다. 보행 문제와 낙상과 관련한 신경근육 평가는 근골격계의 직접적인 문제와 신경근육(neuromuscular) 평가로 나누어 생각해 볼 수 있다. 두 가지가 함께, 혹은 하나가 먼저 문제가 되어 나머지에 영향을 주어 결국은 모두가 균형과 보행에 영향을 줄 수 있다. 이에 대한 평가는 이비인후과의가 시행할 수 있는 것도 있지만 정형외과, 신경과 및 재활의학과 등 타과와 협진해야 하는 것들이 대부분이다. 여러 과에서 보행 장애를 진료하며, 협진이 필요한 경우가 많지만 실제 임상에서는 진료 과의 관심사에 따라(예를 들어 정형외과에서 근골격계 문제와 수술적 해결이 가능한 것에 중점을 두고 신경과에서는 신경학적인 문제에 중점을 둔다) 별개의 치료가 되는 경우가 많다. 따라서 균형과 보행과 관련한 근골격계와 중추 · 말초 신경계 조절 문제를 다루는 모든 임상의들 사이의 협진이 필요하다. 중추 및 말초 신경계, 운동 조절, 약해지거나 경직된 근육, 관절 수축 및 골 기형에 대해 평가하고 정확한 진단을 바탕으로 치료해야 한다. 평가는 보통 신체 검진, 수기 근육 검사와 육안적 관찰부터 시작한다. 다른 장에서 신경학적, 이신경학적 평가에 대해 다루고 있어 본 장에서는 중추신경계, 척수 이후의 말초신경, 신경근이음부와 근골격계의 이상으로 자세 및 보행의 이상이 있는 경우의 평가에 초점을 두고 검사의 목적, 결과 해석에 대해서 간략하게 살펴보겠다.

01 근골격계의 전반적인 평가

보행 및 균형과 관련하여 어떤 문제가 있는지 정확하고 상세한 병력 청취를 한다. 환자가 혼자 서는지, 걸음을 내딛거나 혹은 걸을 수 있는지, 보폭, 넘어지기 않기 위해 보조기를 필요로 하는지, 계단을 오를 수 있는지, 일측 혹은 양측 난간을 잡아야 계단을 오를 수 있는지, 한쪽 다리씩 번갈아 가능한지 아니면 한 번에 한 걸음씩만 힘겹게 오를 수 있는지, 침대에서 의자 또는 휠체어로의 이동이 가능한지, 화장실 가는 데 도움이 필요한지와 같은 질문을 할 수 있다. 전문적인 평가에 따라 환자의 신체 능력, 필요한 보조 수단이나 보조자, 사회 서비스 등에 관한 것을 결정할 수 있다. 그리고 그것이 불편감, 핸디캡, 혹은 장애인지 환자의 장애를 점수화 할 수 있는 상세한 척도를 이용하는 것도 고려할 수 있는데, 이를 추가로 사용하면 환자의 보행 장애에 영향을 미치는 다른 질병에 대한 결과를 평가하는 데 도움이 될 수 있다.

전체적인 근골격계 유연성(또는 움직임의 결여), 발목 염좌와 같은 이전 부상 병력은 반복적인 통증, 불안정성을 야기하여 보행 및 낙상 위험을 높일 수 있다. 그러나 부상병력이 있더라도 불안정의 신경학적 원인을 배제하지 않도록 주의해야 한다. 발목 인대 파열 병력과 이후 자주 재발한 발목 염좌가 있었는데 경한 발처짐(drop-foot) 보행과 클로누스가 보여 검사했을 때 전두엽 뇌종양이 발견되는 경우도 있다. 반대로 뇌졸증이 있다고 정형외과적 혹은 다른 질환이 없는 것은 아니다. 예를 들어 퇴행성 관절염은 신경과 전문의가 환자의 균형 및 보행의 평가하는 데에서 주 고려 사항이 아닌데, 진단되지 않은 고관절, 무릎관절의 염증 혹은 심한 발 통증으로 인해서도 상당히 보행 능력이 떨어질 수 있다. 모든 신체기능 악화가 다 뇌졸중 때문으로 오인될 수도 있다. 특히 고령의 경우 두 가지가 함께 있는 경우가 매우 흔하다. 발에 영향을 미치는 당뇨병신경병증(diabetic neuropathy)은 샤르코(Charcot) 변화가 나타나며 중족골(metatarsal) 골절을 생기게 하고 재활에 큰 혼란을 초래할 수 있다.

이런 보행에 영향을 줄 수 있는 문제에 대한 감별은 병력청취에서 시작한다. 환자가 걸어 들어와 앉는 동안의 자발적 및 비자발적 운동의 질을 기록하면서 관찰해야 한다. 뚜렷한 기능 상실이 보이면 다음 단계로 환자가 서서 전후로 걷는 것을 관찰한다. 마지막으로, 침상에서 환자를 앙와위(supine)와 복와위(prone) 자세에서 문제가 있어 보이는 사지를 촉진한 다음 수동 및 능동 관절 운동을 평가한다.

02 임상진찰

2-1 관찰

1 기립자세

환자의 서있는 자세를 관찰하는 것은 비정상적인 힘이 하지에 가해질 수 있는 자세 이상이 있는지 볼 수 있어서 필수적이다. 서 있을 때 정상적인 몸통 자세는 한눈에 보아 반듯한 자세이다. 전반적인 자세는 환자의 앞, 뒤, 그리고 옆에서 평가한다. 전후면에서 척추 측만증, 부상으로 인한 근육 감소, 혹은 사지 길이 불일치로 인한 자세 척추 측만증 여부를 살펴볼 수 있다. 하지 정렬은 대퇴골에 대한 경골의 위치를 기준으로 중립, 내반(varus), 외반(valgus) 또는 windswept(일측은 내반, 반대측은 외반)으로 나타낸다. 양측 6~7° 외반, 10° 내반 무릎 정렬은 정상이다. 중장년층 이상에서 일측성 내반, 외반 혹은 windswept 자세는 퇴행성 변화를 시사하므로 근골격계 기저 질환을 시사한다. 발 앞쪽의 자세는 회내(pronated, 엄지발가락 쪽으로 무게가 간 상태), 회외(supinated, 내측보다 새끼발가락 쪽으로 무게가 간 상태) 또는 중립으로 기술한다. 뒤쪽에서는 뒤꿈치정렬을 보고 기술한다. 무릎에서와 같이 뒤꿈치 정렬은 중립, 내반, 외반으로 구분한다. 슬와 중심에서 내린 가상의 plumb line과 아킬레스건의 각도로 정렬을 기술하는데 중립에서 6° 외반까지는 정상이다. 그 이상이라도 뒤꿈치가 검진에서 움직임이 있고 양측이 대칭적이라면 더 넓은 범위까지 정상이라고 판단한다. 이 범위 이상의 외반이 있으면 평발(pes planus)과 회내가 생긴다. 일측으로만 통증이 있다면(최근 발병한) 후경골근(tibialis posterior)건의 기능 장애나 파열 가능성도 고려해야 한다. 반면에 내반 뒤꿈치 정렬은 오목발(pes cavus, 높은 아치형 발)과 이와 연관된 선천적 거골 융합(talar coalition)을 고려해야 한다. 변형의 원인은 다양하며, 모든 경우는 신경학적 이상 징후가 있는지 살펴보아야 한다. 몸통을 굽히고 구부정하게 걸으면 파킨슨병을 의심하고 골반쇠약으로 인해 요추전만이 있으면 근육병을 생각한다. 강직증후군(stiff person syndrome)에서는 척추주위 근육이 강직되어 요추전만이 생긴다. 시상이나 기저핵에 병이 생기면 손상된 반대쪽으로 몸통이 기울게 된다. 척추강직(spinal ankylosis)이나 척추염(spondylitis)이 있으면 흉요추 자세가 이상해지고 척추 주위에 근육병이 생기면 몸통이 앞으로 굽는다(bent spine).

2 앙와위와 복와위

첫째로, 근육의 소모, 부분 수축(fasciculation), 이상 움직임, 뚜렷한 관절 구축(contracture), 피부 굳은살, 변형 혹은 색의 변화 등을 관찰한다. 사지의 전체적인 자세를 (특히 반대쪽과 비교하여) 검진한다. 그런 다음 엎드린 자세로 평가한다. 회전성 사지 정렬은 무릎을 90°로 구부린 상태에서 정확하게 평가할 수 있다. 복와위에서 대퇴골의 대전자(greater trochanter)를 촉진하면서 고관절에서 대퇴부를 회전 시키면 대퇴골 전경사각(anteversion)을 평가할 수 있다. 대전자 덜 만져지는 위치에서 수직선에서 상대적인 경골(tibia shank)의 각도가 대퇴골 전방경사 정도이다. 또한 무릎을 완전히 구부렸을 때 발목의 내외 복사(malleolus)를 촉진하여 경골 회전 정도를 측정할 수 있다. 과도한 대퇴골 전방경사와 경골 외측 회전은 부상의 중요한 위험요인이다. 촉진 시 통증이 있는 부위는 손상 여부를 살펴보아야 하고 각 관절에서 능동적 및 수동적 이동 범위를 평가하여 내적 관절 혹은 연조직 문제 여부를 고려해야 한다. 그러나 때때로 움직임 제한은 통증 문제 때문이라기보다 주변 건과 인대가 타이트한 것과 관련이 있다.

3 촉진

촉진을 통해 환부가 있다면 열감 여부, 비정상적인 해부학적 관계, 근육 톤 변화, 맥박(pulsation), 압통, 붓기, 경화(induration) 및 변동(fluctuation, 관절 혹은 낭종에서)을 확인할 수 있다. 관절 마찰(friction)이나 마찰음(crepitus)은 촉진과 수동 움직임을 같이 하면서 발견할 수 있다. 병력상 어떤 부분의 문제가 의심이 된다면 신체 검진은 감별진단을 위한 추가적인 검사를 결정하는 데 중요하다.

4 수동 움직임

환자의 다리 중 불편한 측이 있다면 정상 측과 움직임의 범위를 비교한다. 그런 다음 관절 운동의 질과 정도를 도 단위로 측정한다. 통증이 유발된다면 가능한 그 원인을 국소화한다. 관절 자체의 병변(예: 퇴행성 골증식)이나 비정상적으로 타이트한 주변 근육/건 또는 인대에 의해 수동적 관절 운동 범위가 감소할 수 있다. 신경학적 질환으로 인한 강직에서는 후자의 영향이 더 뚜렷할 수 있지만, 운동 손상에서 연부 조직 유연성의 부족은 보다 약하게 나타난다. 강직이 있으면서 과신전되거나 뒤쪽으로 휜 무릎과 샤르코(Charcot) 관절처럼 비정상적인 운동범위(과운동성)는 잘못된 방향으로 일어날 수 있으며 대개 병적인 것이다.

5 능동 움직임

도움 없이 환자가 움직일 수 있는 환부의 움직임은 매우 중요하다. 능동 동작의 범위는 수동 범위보다 적은 경우가 많다. 이것은 통증 때문일 수도 있지만 경련(spasm)이나 근육 쇠약 정도에 따라 악화될 수 있다. 하지 관절의 운동 범위 감소하면 절름발이 보행(limp)이 생길 수 있고 보행 사이클에 영향을 준다. 대퇴부 골관절염에서는 분명하게 나타나지만, 발이나 발목 관절, 혹은 근육 레버가 손상된 경우에는 분명하지 않을 수 있다. 하지의 능동 및 수동 관절 운동 범위를 기록하는 것은 시간에 따라 변하는 기능을 평가하기 위해 필요하다. 단순 관절 범위 측각기(goniometer)는 정확하지는 않지만 분석을 위해 유용하다. 검사자는 측각기의 일측을 관절의 일측에 위치시켜서 가능한 최대한의 굴곡(flexion)/신전(extension) 또는 외전(abduction)/내전(adduction) 각도를 눈으로 직접 측정할 수 있다.

6 하지 길이

직립 기능적 위치에서 다리 길이를 고려하여 '관절 높이'라고도 한다. 다리 길이에 대한 임상적 평가는 환자가 무릎을 90°로 구부린 상태로 누워있을 때 비대칭이 있는지를 확인하는 것부터 시작하는데 임상적으로 비정상을 인지할 수 있지만 그 차이를 정량화할 수는 없다. 가장 흔한 예는 고관절 선천성 혹은 발달성 이형성이다. 단축의 정도를 확인하기 위해 CT 영상이 보편적으로 사용된다.

7 앙와위에서 굴곡 구축(Flexion contracture) 확인

고관절, 무릎 또는 발목-발에서 굴곡 구축이 있을 수 있다. 고관절 결핵 진단을 위해 고안된 토마스 검사(Thomas test, 그림 6-1)를 통해 고관절 굴곡 구축을 평

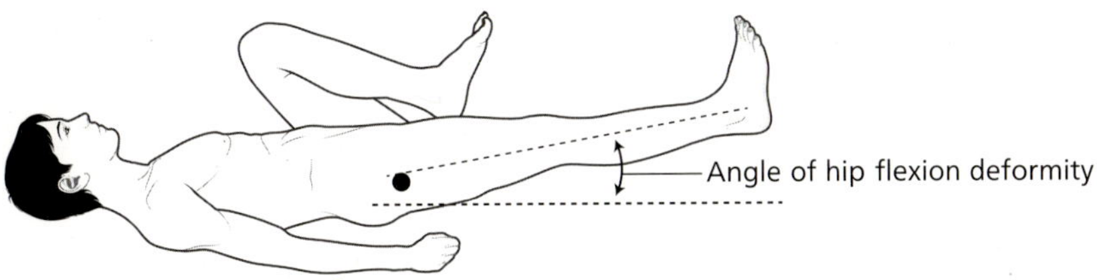

그림 6-1 The Thomas hip contraction test.

가 할 수 있다. 앙와위로 눕히고 검사자가 환자의 반대쪽 다리를 고관절을 굽혀 복부쪽으로 닿게 하여 골반을 안정화하고 요추전만을 제거해야 정확히 측정할 수 있다. 정상이면 반대 다리는 무게로 인해 바닥과 곧게 펴진 상태로 유지된다. 굴곡 구축이 있는 경우 환자의 다리는 곧게 펴지지 못하고 검사대에 닿지 못하게 되며 다리를 누르면 요추 전만이 증가하게 되는데 이를 토마스 검사 양성으로 한다. 이런 식으로 작은 구축을 찾아낼 수 있고 이는 종종 조기 및 무증상 관절염의 징후일 수 있다. 발목의 첨족(equinus), 거골하(subtalar)에서 외반/내반 변형은 보행에 영향을 미친다. Silfverskiold 검사로 비복근(gastrocnemius)와 가자미근(soleus) 구축을 구분할 수 있다. 아킬레스 건을 제어하는 3개의 근육(비복근의 2 갈래와 가자미근)의 강직 혹은 구축에 의해 생기는데, 발목 관절 범위에서 움직임에 제한이 있으면 아킬레스 건의 비탄성(inelasticity)이 원인일 수 있다. 비복근의 반사 강직으로 인해 해부학적으로 상대적으로 긴장이 풀릴 때(무릎이 굽혔을 때) 발등굽힘(dorsiflex)과 발목을 우측으로 돌릴 수 있다. 무릎을 곧게 펴면 비복근은 첨족을 다시 만들게 된다. 반대로, 가자미근이 너무 빡빡하면 무릎을 굽혀도 발목관절의 위치에는 영향이 없고 첨족이 계속 유지된다. 정상 발목의 발등굽힘은 8°에서 26°인데 정상 보행에는 디딤과 발가락을 뗄 때 적어도 10°가 필요하다.

이러한 신체 검진은 다소 무계획적으로 시행되는 경우가 많은데 신경근육질환이나 손상의 경우에는 경한 하지 굴곡 구축도 보행에 심각한 영향을 주는 경우가 많아서 염두에 두어야 한다. 이런 검진을 이용한 체계적인 평가 프로토콜은 장기적으로 경미할지라도 차이를 발견하는데 도움을 줄 수 있다.

8 근력 평가

MRC 기반 등급 시스템 점수(0에서 5까지)가 일반적으로 사용된다(표 6-1). MRC 등급에서 4등급이 정상의 4/5가 아니라 정량화했을 때 정상 강도의 40%에 불과하다는 것을 기억해야 한다.

표 6-1 MRC-based grading system for muscle power

Grade	상태
0	관절운동은 물론, 근육수축도 전혀 없는 경우(완전마비)
1	관절운동이 없으나 약간의 근수축이 있는 경우
2	중력을 제거한 상태에서 완전운동범위를 수행할 경우
3	중력을 이겨내고 완전운동범위를 수행할 수 있으나 저항을 이기지 못하는 경우
4	약간의 저항을 이겨내고 완전운동범위를 수행할 경우
5	정상

2-2 임상측정

일측이 문제인 경우 병변측을 건측과 비교하면 위축 또는 비대를 알 수 있다. 일반적으로 둘레는 슬개골 위와 아래에서 측정하고 길이는 전상장골극(anterior superior iliac spine, ASIS)에서 슬관절 또는 경골의 내측복사까지로 측정한다. 하지단축은 외전이 있으면 정상인 쪽이 더 길게 나타날 수 있다. 비정상적으로 내전되면 ASIS에서 길이가 짧게 측정될 수 있다. 이런 경우 실제 단축 여부는 테이프를 이용하거나 영상검사를 통해 확인한다. 고관절 주위에서 단축 평가는 네라톤 선(Nelaton's line) 또는 장대퇴골 삼각(Bryant's triangle)을 이용할 수 있는데 대퇴부 병리에 대한 이해에 도움이 된다. 네라톤 선은 앞쪽 ASIS에서 좌골결절(ischial tuberosity)까지 연결하는 가상의 선으로 정상의 경우 보통 대퇴골 대전자의 위쪽을 통과한다(그림 6-2). 대퇴부 질환이 있는 경우 대전자가 네라톤 선 위로 만져질 수 있다. 그런 경우 장대퇴골 삼각을 그려서 확인한다(그림 6-2). 앙와위 자세에서 ASIS에서 수직선을 그어 대전자부에서 수평선을 두측으로 늘려서 만들어지는 삼각형의 공간을 양측과 비교하여 검사를 한다. 대퇴골 경부 또는 고관절 질환(예: 골절 또는 퇴행성 관절염)의 경우 삼각형의 기저가 짧아진다. Schoemaker 라인(Schoemaker's line)은 환자의 움직임이 필요 없어 정형외과의가 아니더라도 검진을 시도하기 용이할 수 있다. 대전자에서 ASIS를 거쳐 복부의 중앙선까지 연장시킨 선으로 정상인 경우 배꼽 위를 지나가고, 질환으로 인해 대전자가 위로 올라가있다면 선의 연장선이 배꼽 아래로 지나간다. 이런 검사들은 고관절 질환을 의심하거나 하지의 단축 부위를 설명하는 데 도움이 될 수 있다. 환자가 걷거나 누워있는 것을 보았을 때 일측이 더 짧으면 무릎을 구부리고 바닥에 뒤꿈치를 함께 놓아 짧은 골 혹은 부위를 추정할 수 있다. 무릎 높이가 다르기 때문에 경골의

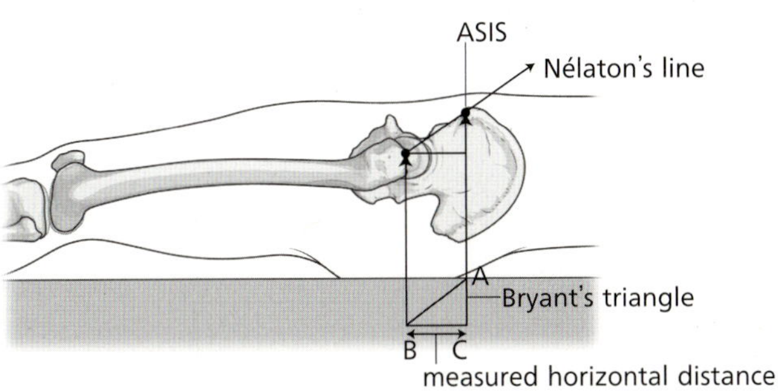

그림 6-2 Nelaton's line과 Bryant's triangle

상단(관절에서)을 확인하여 무릎 아래의 단축 부분을 알 수 있다. 무릎을 옆으로 보면서(뒤꿈치가 붙어 있는지 확인) 허벅지 길이 차이를 볼 수 있다. 무릎 십자인대 손상이 있는 경우 무릎을 굽혔을 때 뒤로 떨어질(sag) 수 있다. 이 경우 무릎 부상 병력이 있을 것이다. 종종 이런 병력과 양측 차이가 없음에도 다리를 저는 경우가 있다. 고관절의 내전은 단축을 일으키고 고관절 골관절염과 관련된 경우가 많다. 대전자와 ASIS를 확인하여 이런 선을 이용하여 진찰하면 영상검사에서 무엇을 볼 지 결정할 수 있다. 고관절 탈구에서 선이 비정상적일때, 자신도 모르는 자발적 고관절 아탈구 또는 탈구가 있는 환자는 거의 없으나 퇴행성 관절염으로 인한 초기 내반 변형은 매우 흔하다. 때로는, 관절 마찰음(crepitus)이나 발음성(snapping) 건, 건초염에서 마찰음(friction rubs)을 관절 근처에서 청진하거나 손가락으로 느껴볼 수도 있다.

03 신경학적 검사

근력의 저하, 자발적 운동의 마비와 같은 보행에 영향을 주는 것들을 확인한다. 신경학적 검사의 대부분은 앞의 장에서 기술되었다. 선별 검사로 감각 혹은 운동 기능 이상이 있는지, 분포 양상은 어떤지 확인하고 건반사를 검사한다. 건반사는 감각 이상이 원인이 말초신경병인지 척수 이상의 중추신경계 이상에 의한 것인지를 감별하는 데 중요한 단서를 제공한다. 통증이 없는 주요 발 변형 또는 보행장애의 원인을 찾기 위해 두점식별검사(two-point discrimination)를 하면서 당뇨를 처음 진단하는 경우도 있다. 사지 말단부의 근위축 여부, 관절의 변형이 있는지 확인한다. 유전성신경병이나 진행된 후천성신경병이 있을 때 손가락이나 발가락이 갈퀴 모양으로 변형되거나 발바닥궁이 높아져 있을 수 있다. 이양성(dystrophic) 변화로 인해 손톱과 발톱이 깨지거나 발한 장애로 손바닥과 발바닥 피부가 건조해지기도 한다.

3-1 운동 평가

운동 기능은 발끝으로 걷기와 발뒤꿈치로 걷기를 하게 하는데, 다발신경병에서는 비골신경이 먼저 침범되기 때문에 뒤꿈치로 걷는 것을 더 어려워한다. 운동 장애에서 근육의 위축 또는 비대, 수동 및 능동 관절 운동 범위의 변화, 근육 세동(fibrillation) 또는 근섬유다발수축(fasciculation), 움직임 중 강직 등의 징후를 보일 수 있다. 특히 질병이 어릴 때 시작된 경우 관절 변형을 유발할 수 있는 연조직 구축이 있을 수 있다. 규칙적이거나 뇌성 마비의 무정위운동(athetosis, 느린비틀

림운동) 같은 자발적인 무도성(choreiform)운동 등이 비자발적으로 나타날 수 있다. 비자발적이지만 의도 없는 움직임과 근육 경련, 틱 및 진전은 다른 많은 질환과 추체외로(extrapyramidal) 질환으로 발생한다. 불완전 하지마비(paraplegia), 다발성 경화증 또는 경추 디스크 질환 및 골수병증(myelopathy)은 때때로 정형외과 진료에서 발견되어 진단되기도 한다.

전정 질환, 척수소뇌로 및 중뇌의 상중뇌덮개(superior corpus quadrigeminum)와 소뇌와의 연결 문제는 불규칙한 근육 톤과 근육 운동의 조정(coordination)문제로 나타날 수 있다. 이러한 임상 소견이 있을 경우 신경과 진료가 빨리 이루어져야 한다. 정상적인 건반사, 피부반사를 보이지만 추체외로 징후가 있는 경우 운동 실조(ataxia)같이 보행 패턴의 변화를 보일 수 있다. 걸음걸이 패턴이 나타날 수 있습니다. 그런 경우 신경학적으로 유발되는 high-stepping 보행이 있다면, 상부 또는 하부 운동 뉴런에서 병변 부위를 진단해야 한다. 경추 척수 압박 등이 의심되는 경우도 신경과 진료의 도움이 필요하다. 상하지 모두 문제가 있다면 척수병증(cord myelopathy)을 감별해야 한다.

3-2 감각 평가

촉각, 압각, 통각, 온도, 진동 및 고유 감각을 검사한다. 표재 및 심부 감각의 상실과 손상을 확인한다. 후부(posterior column) 병변인 경우 고유감각과 진동감각 변화뿐 만 아니라 심부 감각의 저하 혹은 손실이 나타난다.

04 보행 평가

4-1 정상보행

나이에 따라 보행 형태에 차이가 있지만 보통 정상 보행이란 몸통은 바로 세우고 머리는 바르게 들며 양팔은 편하게 내리고 발은 약간 외번시키면서 보폭은 거의 일정하게 양쪽 내측 복사가 거의 스치듯이 걸으며 바닥에서 양쪽 발꿈치의 내측면이 직선이 되도록 걷는 것을 말한다. 양쪽 다리가 교대로 움직이는 것에 따라 엉덩이와 무릎이 굴곡되고 발이 발등굽힘이 되며 율동적으로 앞으로 나간다. 보행주기에서 60~65%는 발의 자세기(stance phase), 나머지 20~25%는 흔들림기(swing phase)이다. 서있는 자세에서 이동(locomotion)을 분석할 때 양쪽 발의 위치는 몸통에 대한 항중력(antigravity) 지지, 걸음(stepping), 평형(equilibrium) 및 앞쏠림(propulsion) 등에 의해 영향을 받는다. 기립자세를 유지하는데 가장 중요한 근육은 척추세움근(erector spinnae)와 엉덩이와 무릎의 신근(extensors)이다. 그리고 전두엽이 보행주기를 조절하는 데 절대적인 역할을 한다. 문제가 있는 해부학적 위치에 따라 나타나는 보행장애의 형태와 연관 증상들이 다르다. 말초신경의 문제의 경우에 발처짐(foot drop), 감각성 실조(sensory ataxia)가 보이고 심부건반사(deep tendon reflex)가 감소되어 있거나 나오지 않고, 말초 근 쇠약, 감각 약화 증상이 동반될 수 있다. 신경근이음부 문제의 경우 waddle 보행이 나타나고 골반과 어깨이음구조 약화가 나타날 수 있다.

4-2 보행장애

기립은 정상이어도 보행을 시작하면서 생기는 문제들은, 어떤 보행 패턴을 보행의 어느 시기에 보이는지를 관찰하면 진단에 도움이 된다. 첫걸음을 시작하기가 힘든 경우에도 약간은 가능한 사람부터 발바닥이 자석에 붙은 것처럼(magnetic feet) 완전히 안되는 사람도 있다. 걸음을 시작하면 보폭, 보행의 경로, 및 리듬 등을 살펴 보아야 한다. 쪼작걸음, 질질끌며 걸음, 및 가속보행(festination) 등이 있으면 파킨슨병을 의심한다. 실조나 강직이 생기면 걸음이 느려진다. 일자걸음(tandem gait)을 시키면 소뇌 실조를 알 수 있고 Romberg 검사로 감각성 실조를 진단할 수 있다. 문제가 있는 해부학적 위치에 따라 나타나는 보행장애의 형태와 연관 증상들이 다르다. 중추신경계의 문제인 경우 앞서 다루어졌고 그 외의 문제인 경우 나타나는 신체 징후 특징적인 보행은 다음과 같다. 감각성 실조인 경우 하지에 고유감각(proprioceptive)이 떨어지면 고르지 못한 바닥을 보행시 실조가 나타난다. 이 실조에서는 다리를 넓게 벌리고 주위를 살피며 조심스럽게 천천히 걷는다. 특히 사방이 어두운 밤길을 걸을 때 잘 나타나고 Romberg 검사가 양성으로 진단에 도움이 된다. 어떤 원인에 의해서든지 큰 직경의 고유체위감각신경섬유가 손상되면 감각실조가 생긴다. 운동불능-강직(akinetic-rigid)보행은 파킨슨병이 대표적인 예로, 진행된 파킨슨병에서 어깨, 목, 몸을 구부리고 팔을 흔들지 않으며 손을 떨면서 천천히 끌듯이 쪼작걸음으로 걷는다. 보행을 시작하기가 힘들어 하고 걷다가 가끔 갑자기 몸이 굳은 것처럼 걸음이 멈춰지기도 한다. 이런 보행은 다계통위축(multiple system atrophy), 뇌혈관질환, 진행성상핵마비(progressive supranuclear palsy) 등에서도 볼 수 있다. 무도병 보행(Choreic gait)은 보폭을 넓게 하고 몸통을 흔들며 천천히 춤추듯이 걷는다. 때로는 갑자기 무릎을 굽히거나 다리를 들어 올리기도 한다. 이런 보행은 시덴함(Sydenham) 무도병, 임신무도병(chorea gravidarum) 및 헌팅돈병 등에서 나타난다. 근긴장이상 보행

(dystonic gait)은 가장 독특한 형태로 정확한 진단을 내리기가 힘든 경우가 많다. 본태떨림(essential tremor)은 손떨림뿐만 아니라 몸통과 다리떨림으로 나타날 수 있다. 소뇌질환처럼 몸통과 다리떨림이 생기면 보행이 불안해진다. 기립떨림(orthostatic tremor)에서도 기립시 몸통과 다리떨림이 생긴다. 서 있을 때 다리에 무의식적인 운동이 생기는 병으로는 강직성 실조, 소뇌 몸통떨림, 본태떨림, 기립떨림, 강직성 클로누스(clonus) 및 다리의 운동 근간대경련과 자세고정불능증(asterixis) 등이 있다. 근육병(myopathy)과 기타 원인에 의해 다리 근위부와 골반부에 쇠약이 생기면 골반부가 불안정해져서 오리걸음같이 걷게(waddling gait)된다. 또한 쪼그려 앉았다가 일어설 때 손을 무릎에 짚은 뒤 조금씩 대퇴부 쪽으로 옮기면서 서는 등반성 기립(Gower 징후)을 보이기도 한다. 말초신경병에서 근육의 신경성(neurogenic) 쇠약이 생기면 다리나 발에 힘이 빠져 발처짐걸음(step-page gait)이 생긴다. 만약 한쪽에서만 이런 보행이 보이면 총비골신경이나 좌골신경 마비 또는 5번 요추 신경뿌리병 등을 생각한다. 골격이상이나 골관절염 같은 관절질환이 있으면 진통보행(antalgic gain) 같은 보행장애가 생길 수 있다. 건강하고 신경학적 문제가 없어도 노인이 되면 하지관절 운동 폭이 줄어들고 보폭이 넓어지며 팔다리를 활기차게 움직이지 않으면서 조심스럽게 걸으므로 보행속도가 느려진다. 또한 관절에 퇴행성 변화가 오고 심장기능이 떨어지며 사지 운동 폭이 줄어드는 것도 보행속도를 줄인다. 따라서 운동, 감각, 심장 및 관절 등 다양한 신체인자의 기능저하로 인해 조심스럽게 걷게 되고 또한 쉽게 균형을 잃어 버리게 된다.

05 전기진단검사

신경근육질환이 의심되는 경우에 자세한 병력청취 및 신체진찰과 함께 신경전도검사(nerve conduction study, NCS) 및 근전도검사(electromyography, EMG)와 같은 전기진단검사가 진단에 중요한 역할을 한다. 전기진단검사의 가장 중요한 목적은 병변이 다른 부위가 아닌 말초신경이나 근육의 이상임을 확인하는 것이다. 그리고 말초신경병증 여부, 말초신경 이상이 있는 경우에 축삭(axon)의 이상인지 수초(myelin)의 이상인지, 중증도와 급성 혹은 만성 여부에 대한 정부를 얻을 수 있다. NCS 수초가 잘 형성된 굵은 신경섬유의 기능만 확인할 수 있기 때문에, 가는 신경이 선택적으로 손상된 경우에는 아무리 증상이 심해도 신경 전도 검사에서는 정상 소견을 보인다. 이런 경우에는 C-신경섬유의 기능을 평가할 수 있는 땀분비축삭반응 검사(quantitative sudomotor axon reflex test)를 포함한 자율신경 기능 검사가 도움을 줄 수 있다. 일반적으로 다리가 팔보다 길기 때문에 자세히 병력을 청취하거나 진찰을 해보면 발목 위까지 증상이 진행되면 손끝마디가, 무릎까지 진행되면 손목까지 증상이 올라오는 소위 'stocking-and-glove' 형태를 보인다. 내과 질환에 합병되어 나타나는 다발신경병증에서는 일반적으로 운동 증상보다는 감각 증상이 더 현저하게 나타나므로, 감각 증상이 동반되지 않거나 운동 증상을 더 심하게 호소하는 경우에는 다른 신경계 질환을 우선 의심해야 한다.

하지의 말초신경병증은 고령에서 자세, 균형, 보행에서 중요한 문제가 되며 NCS가 하지의 말초신경병증을 진단하는 데 표준검사이다. 고령에서 15% 정도가 말초신경병증을 앓는 것으로 알려져 있고 당뇨병이 있는 경우 동반되는 경우가 많다. 전형적인 축삭성 다발신경병증의 양상이 아닌 경우에는 원인 질환을 찾아가는데 중요한 단서를 제공해 주기도 한다. 기본적으로 상하지 운동신경(정중신경, 척골신경, 정강신경, 비골신경)과 감각신경(정중신경, 척골신경, 표재비골신경, 비복신경)을 검사하지만 환자의 증상에 따라 침범이 예상되는 신경을 선택적으로 검사할 수도 있다.

5-1 신경전도검사(Nerve conduction study, NCS)

운동NCS는 운동신경을 간접적으로 평가한다. 운동신경의 자극으로 근육이 수축하고 이로 인해 유발된 복합근활동전위(compound muscle action potential, CMAP)를 통해 판단하기 때문에 비정상적인 CMAP가 형성된 경우에 운동신경 외에, 신경근육접합부나 근육자체의 이상을 배제할 수 없다. 이에 반해 감각NCS는 감각신경을 직접적으로 평가하는 검사로서 이상이 나오면 뒤뿌리신경절(dorsal root ganglion) 이하의 감각신경이상으로 판단할 수 있기 때문에 말초신경 질환을 진단하는 데 아주 중요한 검사이다. 감각NCS는 근위부를 침범한 말초신경 질환에서 신경뿌리를 포함한 척추강내 병변인지 신경총의 병변인지를 구분하는데 도움을 준다. 또한 말초신경질환의 진단에서 운동NCS보다 민감도가 높아서 병의 초기나 경한 시기에도 이상소견을 보인다.

1 운동신경전도검사

말초신경의 근위부에 최대상(supramaximal)자극을 준 후 그 신경이 지배하는 원위 근육에서 발생하는 CMAP를 기록한 다음 잠복기, 진폭, 전도속도, 지속기간, 모양 및 면적 등을 측정하여 정상치와 비교하여 평가한다. 진폭은 전류를 전달하는 신경가닥의 수를 반영하는 수치로 진폭의 감소는 축삭의 이상이나 국소적인 탈수초에 의한 전도차단에 의해 나타난다. 잠복기와 전도속도는 가장 빠른 신경가닥의 신경전달시간을 반영하는 수치이며 잠복기나 전도속도의 이상은 수초이상과 관련이 많다. 각각의 말초신경에 대한 정상치가 잘 연구되어 있지만, 검사실마다 별도의 정상치를 가지고 있는 것이 더 중요하다.

2 감각신경전도검사

정방향(orthodromic) 자극과 역방향(antidromic) 자극으로 검사한다. 정방향자극방법은 말초신경의 원위부를 자극한 후 근위부에서 복합신경활동전위(compound nerve action potentials, CNAP)를 기록하는 것이고, 역방향 자극방법은 근위부를 자극한 후 원위부에서 CNAP를 기록하는 것이다. 두 방법 모두 잠복기와 전도속도는 같으나 역방향자극시 진폭이 더 크다. 역방향자극시 통증은 적으나 주변근육의 수축으로 인해 CNAP가 소실될 수도 있기 때문에 정방향자극 때보다 진단율이 낮다.

5-2 후기반응 검사

H-반사(H-reflex)와 F-파(F waves)는 자극하는 말초신경에서 시작해서 척수를 통해 돌아오는 신경전도를 검사한다. 근위부 신경을 포함한 신경전달시간을 검사하기 때문에 말초신경의 근위부에 병변이 있는 경우에 도움이 된다. NCS에서는 이상소견을 보이지 않는 초기의 길랑-바레 증후군에서 비정상적으로 신경전달시간 연장된다.

비복근-가자미근(gastrocnemius-soleus)에서 기록되는 H-반사는 족반사(ankle reflex)에 해당되는 전기생리검사이다. 성인에서 슬와(popliteal fossa)에서 후경골신경을 역치 이하로 자극할때만 가자미근에서 기록된다. H-반사는 잠복기가 임상적 의미가 가장 크다. 양측의 잠복기를 측정하여 정상치와 비교하며, 특히 좌우차이가 1.5 ms 이상이면 잠복기가 연장된 쪽이 이상이라고 평가한다. 정상인에서 H-반사의 잠복기는 대개 25~35 ms이다. 제1천추 신경근병증이나 말초신경병증에서는 비복근-가자미근의 H-반사가 없어지거나 잠복기가 연장된다.

F-파는 운동NCS 중 원위부를 최대상자극을 하면 대부분 말초근육에서 기록된다. F-파로 근위운동 섬유의 신경전도속도(nerve conduction velocity, NCV)를 알 수 있으므로 이 검사는 신경근병증, 신경총병증(plexopathy) 및 말초신경병의 근위병변의 평가에 주로 이용된다. 정상인에서 비골신경과 후경골신경의 자극시는 50~60 ms의 잠복기를 보인다. F-파도 잠복기를 측정하여 정상치와 비교하며 좌우차이가 2 ms 이상이면 잠복기가 연장된 쪽이 근위신경병증이 있다고 평가한다.

표 6-2 Morphology and patterns of MUAP according to underlying disorder

	MUAP			Recruitment
	Duration	Amplitude	Phase	
Neuropathy				
Acute axonal	Normal	Normal	Normal	Decreased
Chronic axonal	Increased	Increased	Increased	Decreased
Demyelinating	Normal	Normal	Normal	Normal /decreased
Myopathy				
Acute	Decreased	Decreased	Increased	Normal/early
Chronic	Decreased/ Increased	Decreased/ ncreased	Increased	Normal/early

5-3 근전도검사(Electromyograhy, EMG)

EMG는 근육이 이완된 상태에서 자발전위와 삽입활동전위를 검사하고, 수축 상태에서 운동단위활동전위(motor unit action potential, MUAP)의 모양과 양상을 평가한다. 근전도 검사를 통해서 근육질환과 신경질환을 구분할 수 있고, 병변의 시기를 아는 데 도움이 된다(표 6-2).

5-4 전기진단검사 결과의 판독

신경손상을 유발할 수 있는 원인이 굉장히 다양하기 때문에 감별진단의 수를 최소한으로 줄여서 효과적으로 진단하기 위해서는 전기진단검사의 정확한 해석이 필요하다. 이환된 신경에서 볼 수 있는 전기생리학적 반응은 NCV 감소(잠복기와 전도시간의 증가), 전도차단 및 신경흥분성(excitability)이 감소 혹은 소실되는 것이다. 분절성 탈수초에서는 탈수초된 섬유에서 도약전도(saltatory conduction)가 소실되기 때문에 NCV가 느려진다(그림 6-3). NCV는 유수섬유의 외부섬유직경에 비례하므로 굵은 섬유의 소실은 신경전도를 느리게 하나 대개 정상치의 20% 이상 느리게 하지는 않는다. 이것이 축삭병증때 NCV가 약간 느려지게 되는 이유이다. 전도차단은 심한 분절성 탈수초가 있으면 나타난다. 경도의 분절성 탈수초가 있으면 전도가 느려지게 된다. 더 심한 탈수초가 생기면 많은 유수섬유가 신경전도를 하지 못하므로 전도차단이 생긴다. 전도차단은 차단된 부분에서 CMAP나 CNAP의 진폭이 크게 감소되는 것으로 나타난다. 신경흥분성의 저하나 소실은 전도차단이나 축삭퇴행이 더 심해졌을 때 나타난다. 이것은 CMAP나 CNAP를 기록하기 위하여 자극지속기간과 강도를 더 높여야 되는 것으로 알 수 있다.

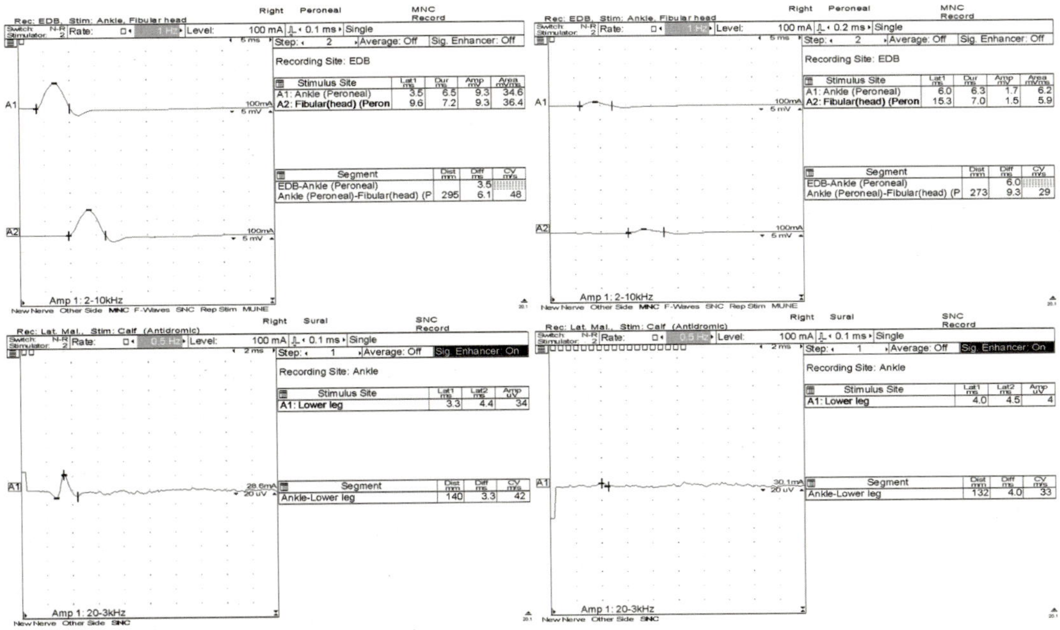

그림 6-3 우측 비골신경 운동신경전도검사 결과 정상(좌상)에 비해 탈수초성 다발신경병증 환자(우상)의 경우 진폭과 전도 속도가 감소되었고, 비복신경 감각신경전도검사에서도 정상(좌하)과 비교해 반응이 잘 나오지 않고 진폭과 전도 속도가 감소되었다(우하).

전도차단이나 축삭변성이 더 심해지면 결국 신경의 흥분성은 소실된다. 이런 증상은 왈러변성(Wallerian degeneration)에서 잘 볼 수 있다. 신경전도의 정상치 다양한 신경들의 신경전도 정상치는 검사방법에 따라 각각 다르다. 잠복기, NCV, 및 지속기간이 정상치의 2SD 이상이면 이상이라고 판단하고 진폭은 최저정상치보다 낮으면 이상이라고 판단한다. H-반사와 F-파는 신장을 고려한 정상치와 비교해야 한다.

1 말초신경이상의 분포

말초신경질환은 이환된 신경의 분포에 따라 단일신경병증, 다발성 단일신경병증, 다발신경병증의 양상을 보인다. NCS를 통해 좌우 상하지의 말초신경을 검사하여 비정상 소견을 보이는 신경을 파악하면 어떤 양상의 말초신경질환인지 알 수 있다.

2 이환된 신경섬유

대부분의 말초신경은 운동신경, 감각신경, 자율신경을 포함하는데, NCS는 운동신경과 감각신경 중에서 위치감각과 진동감각을 담당하는 굵은 섬유의 기능을 평가한다. 감각전도는 운동전도보다 말초신경병변의 진단에 더 예민하여 진단적 가치가 높다. 감각섬유가 운동섬유보다 쉽게 손상받고, 신경섬유의 심한 소실이 더 정확히 구별 되며, 가장 빠른 섬유외의 반응도 감각전위로 알 수 있기 때문이다. 신경병증의 진단에서 NCS의 민감성은 높아 대부분의 국소적 혹은 미만성신경병증에서 90% 정도이다

3 병태생리

말초신경은 축삭과 수초로 구성되어 말초신경병증은 주된 병리학적 침범에 따라 이 두 가지로 나눌 수 있다. 축삭의 이상과 수초의 이상은 전기진단검사에서 다르게 나타난다(표 6-3). 축삭 손상인 경우에는 진폭의 감소가 주된 NCS 소견이고 NCV는 정상이거나 약간 느려진다. EMG에서 탈신경을 시사하는 이상소견이 나타난다. 수초 손상의 경우에는 신경전달시간이 연장되면서 잠복기 연장, NCV는 느려지며 H-반사와 F-파의 지연이 주로 나타난다. 일부 신경병증에서는 같이 나타나기도 한다.

4 병변의 국소화

전기진단검사는 병변의 위치가 신경뿌리, 신경총, 말초신경, 근육 중에 어디인지를 구분하는 데 도움이 된다. 신경뿌리에 이상이 있는 경우에는 감각NCS는 정상이고, 운동NCS는 정상일 수도 있고 비정상일 수도 있다. 어느 신경뿌리가 이환되었는지는 EMG를 통해 구분할 수 있다. 말초신경질환은 NCS에서 이상소견이 있고, 근육질환에서는 NCS는 대부분 정상이고 EMG에서 근육이상을 시사하는 이상소견을 보인다. 단일신경에서 병변의 위치파악은 NCS와 EMG가 도움이 된다. 탈수초성 말초신경병증에서는 전도차단을 확인해서 대략적인 위치를 파악할 수 있다. 축삭성 말초신경병증에서는 말초신경이 지배하는 근육으로 분지되는 신경가지의 순서를 알고 있기 때문에 EMG를 차례대로 해보면 병변의 위치를 짐작할 수 있다.

작은 섬유를 주로 침범 하는 병은 일반적인 NCS로는 정확한 검사가 되지 않으며 특히 발병초기에는 더욱 검사하기 어렵다. 감각NCS로는 초기에 기능장애가 잘 생길 수 있는 감각수용체나 감각축삭의 가장 원위부를 검사 하기가 어렵다. 전기생리학적 방법으로 신경원병증(neuronopathy)과 축삭병증을 감별하기는 어렵다.

보행은 인간이 살아가는데 가장 중요한 기능으로 근골격계 지지구조의 안정뿐만 아니라 이를 조절하는 복잡하고 많은 신경계의 기능이 조화롭게 작동해야 가능하

표 6-3 Pathophysiology of two types of peripheral neuropathy

	Axonal Neuropathy	Demyelinating Neuropathy
Nerve Conduction Study		
Terminal latency	Normal	Prolonged
Amplitude	Decreased	Normal
Conduction velocity	Normal, mildly slow	Markedly slow
CMAP	Low amplitude	Dispersion; conduction block
F-latency	Normal	Prolonged
Electromyography		
Acute denervation	Present	Absent
MUAP amplitude	Increased	Normal
Fibrillation & positive sharp wave	(++++)	(−) or (±)
Fasciculation	Absent	Present in chronic form
Recruitment	Decreased	Normal
Neuropathies*		
	Arsenic Alcoholic Nutritional Vasculitic Giant axonal Thallium Vitamin B12 Gold	Guillain-Barré syndrome CIDP Hypertrophic Metachromatic Tomaculous Leprosy Hypothyroid Diphtheric

*Diabetic and uremic neuropathies are most likely due to the combined processes of axonal degeneration and demyelination. Recent studies suggest that axonal degeneration may be the predominat feature in diabetic neuropathy. CIDP, chronic inflammatory demyelination polyneuropathy(Oh SJ, 1998).

다. 보행장애를 진단하기 위해서는 상세한 병력청취 후 보행장애를 일으킬 수 있는 의식, 뇌신경, 운동, 감각, 반사, 소뇌, 자율신경 및 신경혈관 기능 이상 등에 대해 진찰해야 한다. 보행장애의 신경근육평가는 기본적인 자세 불안정과 불균형을 유발할 수 있는 근골격계의 평가를 포함하여 신경 · 근육기능 평가를 시행할 수 있다. 물론 동반된 질환에 대해서도 확인한다. 이비인후과의에게는 익숙하지 않은 검진과 타과와 협진하여 평가해야 하는 부분들이 많다. 자세한 병력청취와 임상 진찰, 보행의 형태를 잘 관찰하여야 하고 어떤 경우에 이러한 검사와 협진이 필요한 지를 알고 있어야 한다. 균형과 보행과 관련한 근골격계와 중추 · 말초 신경계 조절 문제를 다루는 모든 임상의들 사이의 협진을 통해 정확한 진단을 바탕으로 치료하여야 할 것이다.

Suggested Reading

- Lee DK. Gait Disorders. Korean J Clin Geri 2011;12(4):141-8.
- Sudarsky L. Gait and balance disorders. In: Fauci AS, Braunwald E, Kasper DL, Hauser SL, Longo DL, Larry Jameson J, Loscalzo J, editors. Harrison's principles of internal medicine. 17th ed. New York: McGraw Hill Medical; 2008. p151-4.
- Thompson PD. Gait disorders. In: Bradley WG, Daroff RB, Fenichel GM, Jankovic J, editors. Neurology in clinical practice. 5th ed. New York: Butterworth Heinemann Elsevier; 2008. p327-38.
- Oh SJ. Clinical Electromyography : Nerve Conduction Studies. 2nd ed. Baltimore: Williams & Wilkins, 1993.
- Lee DK. Basic Principles in Nerve Conduction Studies. Ann Clin Neurophysiol. 2003; 5(1): 119-31.
- Ross MA. Electrodiagnosis of peripheral neuropathy. Neurol Clin 2012;30:529-549.
- Barboi AC, Barkhaus PE. Electrodiagnostic testing in neuromuscular disorders. Neurol Clin 2004;22:619-641.

CHAPTER 07 Neurootological assessment of balance and gait problem

울산대 박홍주

서 있거나 걸을 때 균형을 잡기 어려운 경우, 전정기능의 이상을 포함한 많은 원인질환을 생각해봐야 한다. 따라서, 정확한 신경이과적 검사를 통해 전정기능의 이상 여부를 확인하는 것이 매우 중요하다.

01 전정기능이 이상에 의한 증상

전정기관은 회전운동을 감지하는 반고리관과 직선운동을 감지하는 이석기관으로 이루어져 있으며, 각 기관이 손상될 경우 비정상적 회전감각, 수직수평상태의 이상 감각이 발생할 수 있으며, 전정기관의 손상으로 시각과 체성감각과의 부조화로 진동시나 균형감각의 이상이 오는 등 다양한 증상이 발생할 수 있다. 일반적으로 전정기능검사는 수평반고리관의 기능만을 검사하는 경우가 많아 전정기능의 이상이 있음에도 이를 진단하지 못하는 경우가 많으며, 이석기관의 이상에 의한 경우 빙빙도는 회전감각이 없을 수 있음을 알아야 한다.

1-1 일측성 전정기능소실에 의한 증상

급성기에는 심한 현훈, 자세불균형, 오심과 구토, 탈진, 방향감각의 소실 등이 발생한다. 심한 현훈은 대개 수일에 걸쳐 호전되며, 혼자서도 앉을 수 있게 된다. 초기에는 머리를 가능한 움직이지 않으려 하며, 어두운 곳을 가거나 세수를 하려고 눈을 감는 등 시각 정보가 없어지면 균형잡기가 어려워 넘어질 수 있다. 머리가 병변쪽으로 기울이는 경향이 있으며 걸을 때도 병변쪽으로 치우치는 경향이 있다. 오심과 구토는 수일내에 호전되며, 현훈도 점차 호전되어 움직일 경우에만 현훈을 느끼게 되고, 호전되어 점차 비특이적인 증상만 남게된다.

1-2 시각 자극에 의한 현훈과 자세불균형의 영향

시각과 전정계는 전정핵 수준에서 서로 긴밀히 연결되어 있으며, 소뇌를 통해 여러 정보들이 교정되고 보상되게 된다. 따라서, 많은 환자들이 초기에는 눈을 감아 움직이는 눈동자를 통한 잘못된 시각 정보를 차단하고자 노력한다. 반면 몇몇 환자들은 잘못된 전정기관으로부터의 정보를 극복하기 위해 정상적인 시각 정보를 이용하기도 하는데, 예를 들면 전투기 조종사들이 왜곡된 시각 및 전정감각을 체성감각을 이용하거나, 자동차 승객이 움직이지 않는 실내보다 자동차 외부의 움직임을 보는 경우 더 멀미를 안 하고, 배를 탈 경우에도 선실 내부에 있는 것보다 외부 갑판에 나오는 경우 뱃멀미를 덜 하게 된다.

비정상적인 전정-시각 상호작용이 있는 경우 시각 자극에 의해 어지럼이 발생할 수 있다. 예를 들어, 슈퍼에서 판매대를 따라 걸을 때나 줄무늬 조명이 움직일 때 또는 컴퓨터에서 스크롤을 할 때 발생하는 시야의 움직임에 의해 어지럼이 유발되는 경우이다. 이러한 시각 자극에 예민한 환자들은 많은 경우 불안 장애가 동반되는 경향을 보인다.

1-3 체간자세에 의한 현훈과 자세불균형의 영향

많은 환자에서 양성돌발성체위변환성현훈에 의해 증상의 악화가 동반될 수 있으며, 어지럼을 유발하는 특정 자세를 환자에게 물어볼 경우 많은 진단에 도움이 된다. 중추성 체위변환성현훈의 경우 안진이 크게 관찰됨에도 불구하고 증상이 경미하거나, 이석의 움직임에 따라 예측되지 않는 안진을 보이거나, 수직 성분의 안진을 보이는 경향이 있다.

1-4 동요시(Oscillopsia)

동요시는 전정안반사의 이득이 너무 적거나 클 경우 발생하며, 양측 전정기능저하나 중추성 병변에서 머리의 움직임에 따라 악화되는 시야의 흐려짐을 호소한다. 양측 이득이 너무 낮을 경우 머리가 움직이는 만큼 안구의 운동이 움직이지 않아 동요시가 발생할 수 있으며, 다발성경화증과 같은 중추성 병변에서는 소뇌의 병변에 의해 이득이 너무 크게 되어 안구의 움직임이 너무 크게 되어 동요시가 발생할 수 있다. 수직방향의 안진을 가진 환자에서도 이러한 동요시가 관찰되며, 특정 머리의 위치나 주시 방향에 따라 증상이 약해지거나 안진의 크기도 감소되는 경우가 관찰되어 이석기관의 자극에 의해 영향을 받는 것으로 생각된다.

1-5 동반되는 청각증상

전정기관과 와우는 해부학적으로 연관된 구조물로 어지럼 환자에서 항상 청각증상의 동반되는 경우가 많다. 중추신경계에서는 청각신경로와 전정신경로가 나뉘어지기 때문에 청각증상의 동반 여부는 진단에 있어 상당히 중요하다. 메니에르병 환자에서는 어지럼과 난청, 이명, 이충만감이 동반되며, 전정신경초종 환자에서는 서서히 진행하는 난청이 경도의 어지럼과 동반되는 경우가 많다. 드물게 상반고리관피열증후군 환자에서 소리에 의해 유발되는 어지럼과 안진이 동반된다.

1-6 복시와 경사(Diplopia and tilt)

회전성 어지럼이 아닌 앞뒤로 또는 좌우로 기울어지는 느낌이 있다면 이석기관이나 수직반고리관의 이상에 의한 증상일 수 있다. 또한, 복시가 수평면이나 수직면에 존재하는지 확인할 필요가 있다. 이석기관이나 뇌간의 이상이 있을 경우 이러한 복시가 발생할 수 있고, 핵간안근마비(internuclear ophthalmoplegia)의 경우 한쪽을 바라볼 때 복시가 발생한다.

02 신경이과적 환자의 평가

어지럼 환자를 평가할 때 일반적인 신경학적 검사, 뇌신경검사와 소뇌 검사를 통해 중추성 병변의 여부를 항상 평가하여야 한다. 신경학적 및 뇌신경검사는 다음 장에서 자세히 기술되어 있다. 어지럼을 호소하는 환자에서는 아래와 같은 신경이과적 검사가 평가되어야 한다.

2-1 Gait and romberg test

일측성 전정신경염 환자에서는 눈을 감고 시행하는 Romberg 검사에서 병변쪽으로 편향되는 경향을 보이며, 균형을 못잡고 넘어지기는 경우는 드물며 매우 초기에 가끔 관찰된다. 양측 전정기능소실 환자에서는 초기에는 Romberg 검사에서 심하게 균형을 잡지 못하고 다양한 방향으로 넘어지다가, 점차 적응이 되면 눈을 감고 매트리스 위에 섰을 경우(체성감각이 작용을 하지 못하는)에만 균형을 잡기 어려워한다. 일반적으로 heal-to-toe 걷는 검사에서 전정기능저하 환자는 경미한 어려움을 보이나, 소뇌 이상에 의한 경우 심한 어려움을 보인다.

2-2 안구와 귀 관찰법

어지럼 환자에서 항상 이경을 통해 고막의 천공이나 진주종 여부, 화농성 이루의 확인이 필요하며, 귀지 여부를 확인하여 칼로릭검사나 청력검사를 시행하는 데 문제가 없도록 확인한다. 안구운동의 검사는 자발안진, 수렴(convergence), 원활추종운동(smooth pursuit), 단속운동(saccades), 체위성 안진 유무 등을 체계적인 방법으로 확인해 보아야 한다. 일반적으로 전정기관의 이상에 의한 전정질환에서는 급성기를 제외하고는 안구운동검사에서 이상 소견을 보이지 않는다.

2-3 안진의 관찰

전정기능이상에 의한 안진은 완서상 및 급속성분의 안구운동으로 이루어져 있어, 급속성분의 방향에 따라 안진의 방향이 결정되며, 안진의 크기는 급속성분 방향을 주시할 때만 발생할 경우 1도, 전방주시에도 관찰되면 2도, 급속성분의 반대방향을 주시해도 안진이 관찰될 경우 3도로 구별한다. 급속성분이 없는 진자양안진(pendular nystagmus), 완서상 성분이 없는 속진(saccadic ocular oscillations)은 중추성 병변에 의해 발생한다.

1 수평 안진

말초성 급성전정기능저하의 경우, 몇일 동안 병변의 반대쪽을 향하는 안진이 관찰되다가 점차 약화되어 제1도의 안진을 보이게 되며, 고글을 끼고 주시 고정이 제거되거나 두부를 좌우로 회전을 하면 안진이 더 크게 관찰된다. 수직성분이나 급성기가 아닌 상태에서 매우 큰 안진이 관찰되면 중추성 질환을 의심한다. 소뇌의 병변에 의해 신경적분체의 기능저하에 의한 경우 병변쪽을 바라볼 때 주시안진이 발생하며, 광범위한 병변에서는 모든 방향에서 주시안진이 보일 수 있다. medial longitudinal fasciculus의 병변의 경우 병변쪽 내전근의 기능저하와 반대쪽 안구의 안진(dissociated, ataxic or abducting)이 관찰된다.

2 수직 및 회선안진

하방안진은 Arnold Chiari 기형이나 소뇌위축환자에서 주로 관찰되며, 상방안진은 다양한 중추성 병변에서 관찰된다. 회선안진은 외측연수경색(Wallenberg 증후군)이나 제4뇌실의 탈수초성 질환에서 관찰된다.

3 체위성 및 체위변환성 안진

환자는 미리 어지럼이 발생할 수 있으며 안진을 관찰하기 위해 눈을 감지 않도록 주의를 준다. BPPV에 의해 기대되는 안진의 변화 양상과 다르거나 다른 신경학적 이상의 동반될 경우 중추성 병변을 의심하며, 두위의 변화에 의해 다양하게 안진의 방향이 바뀔 수 있다.

4 안구운동의 검사

동향안구운동(conjugate eye movements)은 움직이는 목표물을 따라 주시하는 완서상 운동인 원활추종운동 및 시운동성안진의 완서상운동이나 전정안반사 운동과 주시를 한 물체에서 다른 물체로 이동하는 급속상 운동(단속운동, 시운동성안진 또는 전정안반사의 완서상운동)으로 나누어 볼 수 있다. 또한, 동향안구운동과 함께 수렴과 발산 운동(convergence-divergence)을 통해 물체가 두 눈의 망막에 잘 맺히도록 작동한다.

2-4 청력검사

검진을 통해 손가락을 비비는 소리를 듣는 거리를 비교하는 방법이나 튜닝포크를 이용한 방법을 사용하여 청력 이상여부를 확인할 수 있으나, 일반적으로 순음청력검사(pure-tone audiometry), 어음청력검사(speech audiometyr), 청성뇌간유발반응검사(brainstem auditory evoked responses), 이음향반응검사(otoacoustic emission), 고막운동도검사(tympanometry), 전기와우도검사(elecrocochleography) 등을 추가로 필요에 따라 검사한다.

2-5 전정기능검사

반고리관의 기능을 검사하는 방법으로 임상적으로 두부충동검사(head impulse test)가 널리 사용되며, 각 반고리관의 평면을 따라 머리를 급속도로 짧은 시간에 회전을 시킴으로써 각 반고리관을 자극한다. 검사실에서 전정안반사의 기능을 확인하기 위해 가장 많이 사용하는 검사는 비디오두부충동검사, 온도안진검사(caloric test)와 회전의자검사(rotatory chair test)이다. 온도안진검사는 양측 귀에 온수와 냉수를 교대로 주입하면서 발생하는 안진의 완서상 속도의 크기의 비교를 통해 양측 측반고리관의 반응의 차이를 확인함으로써 양측의 수평반고리관의 기능을 비교할 수 있는 장점을 가지고 있으며, 주로 일측성 전정기능저하를 확인하는 데 많은 도움을 받을 수 있다. 양측의 전정기능의 이상이 있을 경우에는 온도안진검사에서 반응이 적을 경우에 의심할 수 있으나, 양측 전정기능의 저하가 있음에도 불구하고 온도안진검사에서 모든 환자에서 의미 있게 적은 반응을 보이지는 않기 때문에 회전의자검사나 두부충동검사(head thrust test)의 도움을 받아 전정기능을 평가할 수 있다. 회전의자검사는 환자를 회전의자에 앉혀서 회전함으로써 머리에 회전자극을 주어 발생하는 안진의 크기를 평가하는 검사로서 온도안진검사에 비해 고주파수의 자극을 주지만 여전히 1~2 Hz 이내의 낮은 주파수의 자극을 줄 수밖에 없고 양측 측반고리관이 동시에 자극이 되기 때문에 한쪽의 전정기능저하가 있을 경우 병변쪽을 추정하는 데 어려움이 있을 수 있다. 그러나, 양측 전정기능저하를 보이는 환자의 경우 온도안진검사에서 확인할 수 없는 상대적으로 고주파수의 머리회전에 대한 전정기능저하를 확인할 수 있는 검사로 온도안진검사와 상호 보완적인 관계를 보이는 검사방법이다. 비디오두부충동검사는 상대적으로 높은 2~5 Hz의 주파수의 회전자극을 통해 전정안반사의 이상 여부를 판단하는 장점이 있고 모든 반고리관을 평가할 수 있는 장점이 있어 필수적인 검사로 생각되며, 점차 널리 사용되고 있다.

이석기관의 기능을 검사하는 방법으로는 안구 전정근유발전위(ocular vestibular evoked myogenic potential) 검사, 주관적 시각수직검사를 통해 난형낭 기능의 이상여부를 확인할 수 있고, 경부 전정근유발전위(cervical vestibular evoked myogenic potential) 검사를 통해 구형낭의 기능 저하 여부를 확인할 수 있다.

2-6 자세검사(Posturography)

직립자세나 걸을 때 어지럼을 호소하는 환자에서 자세의 안정성을 확인하는 검사법으로, 발판(force platform)에서 무게중심의 이동과 무릎관절에서 발생하는 토크의 변화를 측정한다. 정적 자세검사(static posturography)를 통해 가만히 서 있는 상태에서 약 30초 동안 눈을 감거나 뜬 상태로 자세의 변화를 확인하며, 이는 Romberg 검사법의 객관적인 결과값을 보여준다. 또한, 신체동요(sway)의 주파수 분석을 통해 정상인에서는 1~2 Hz 이내의 신체동요 주파수를 보이는데 반해 알코올중독이나 퇴행성 소뇌질환에서는 3 Hz의 신체동요를 보이는 특징이 있고, 일부 파킨슨병 환자에서 4~6 Hz의 신체동요를 보이고, orthostatic tremor 환자에서는 비정상적으로 높은 16 Hz의 높은 주파수의 신체동요를 보여 진단에 도움을 줄 수 있다.

동적자세검사(dynamic posturography)는 시각, 체성자극, 전기자극 등의 변화를 통한 다양한 환경에서의 신체동요에 대한 분석을 시행한다(표 7-1). 특정

표 7-1 Conditions, sensory information, and abnormal patterns in patients with vestibular neuritis (N = 87).

Conditions	1	2	3	4	5	6
Eyes	Open	Closed	Open	Open	Closed	Open
Platform	Fixed	Fixed	Fixed	Sway-referenced	Sway-referenced	Sway-referenced
Surroundings			Sway-referenced			Sway-referenced
Available inputs	VEST, SOM, VIS	VEST, SOM	VEST, SOM	VEST, VIS	VEST	VEST
Unavailable inputs		VIS			VIS	
Altered inputs			VIS	SOM	SOM	SOM, VIS

VEST: vestibular input; SOM: somatosensory input; VIS: visual input

한 원인 질환을 진단하는 데 도움이 크지는 않으나 다양한 조건에서의 자세제어 능력에 대한 평가가 가능하여 환자의 호전 정도를 파악하는 데 도움이 된다. 몸의 균형을 잡는데 필요한 세 가지 정보(전정기능, 체성감각, 시각 정보) 중 검사 조건을 변화시킬 수 있는 체성감각, 시각 정보의 변화를 통해 자세제어능력의 변화를 확인하여 각 감각정보를 잘 이용하는지 확인하는 검사이다. 전정기능, 체성감각, 시각 정보가 모두 있는 조건1을 기준으로 하고, 눈을 감게 만들어 시각정보가 소실되어 전정기능과 체성감각만을 이용할 수 있는 조건2의 결과와 비교하여 somatosensory (SOM) ratio를 구하고, 발판이 무게중심의 변화에 따라 움직이게 만들어 발바닥을 통해 들어오는 체성감각 정보가 소실되어 전정기능과 시각만을 이용할 수 있는 조건4의 결과와 비교하여 visual (VIS) ratio를 구하고, 눈을 감게 만들고 발판이 무게중심의 변화에 따라 움직이게 만들어 발바닥을 통해 들어오는 체성감각 정보가 소실되어 전정기능만을 이용할 수 있는 조건5의 결과와 비교하여 vestibular (VEST) ratio를 구한다. 정상적인 체성감각만을 이용하여 충분히 자세를 유지할 수 있을 경우 somatosensory (SOM) ratio는 정상을 보이며, 시각만을 이용하여 충분히 자세를 유지할 수 있을 경우 visual (VIS) ratio는 정상을 보이며, 전정기능만을 이용하여 충분히 자세를 유지할 수 있을 경우 vestibular (VEST) ratio는 정상을 보인다. 따라서, 급성기 전정기능손상에 의해 대부분의 조건에서 이상을 보일 수 있으나, 회복기에서는 전정기능의 보상이 충분하지 않을 경우 vestibular (VEST) ratio는 비정상을 보일 것으로 생각할 수 있고, 다른 조건에서는 점차 정상화된다.

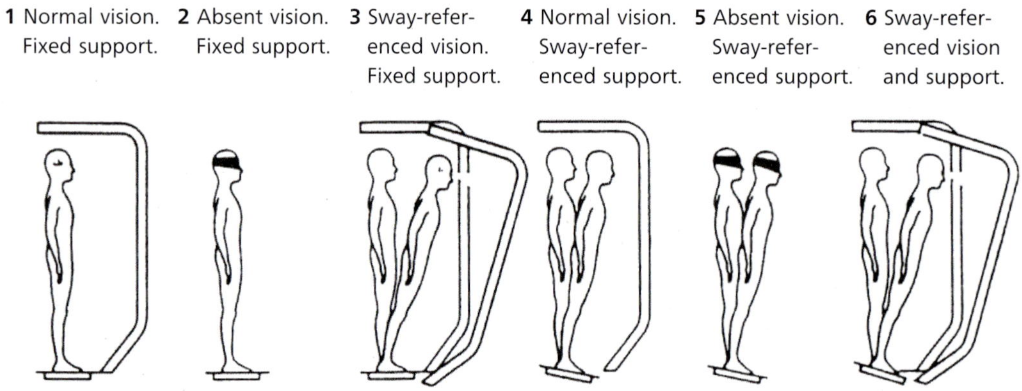

말초성병변인 급성기 전정신경염 환자에서 관찰되는 동적자세검사의 소견은 대부분의 환자에서 전정안반사의 이상과 더불어 전정척수반사의 이상에 의해 자세유지의 어려움이 있었다(표 7-2). 약 22%의 급성기 전정신경염 환자에서는 전정안반사의 이상은 관찰되었으나 동적자세검사에서 정상소견을 보여, 전정안반사의 이상만을 동반한 경우로 생각할 수 있다.

표 7-2 Abnormal sensory ratio based on sensory analysis in patients with vestibular neuritis (N = 87).

Abnormal sensory ratio	SOM	VIS	VEST	PREP	n (%)
VEST only			23		23 (26.4)
VEST, VIS		21	21		21 (24.1)
VEST, VIS, PREP		8	8	8	8 (9.2)
VEST, VIS, SOM	1	1	1		1 (1.1)
VEST, PREF			4	4	4 (4.6)
VEST, SOM	2		2		2 (2.3)
VIS only		5			5 (5.7)
VEST, SOM, PREP	2	2		2	2 (2.3)
PREP only				3	3 (3.4)
Normal					18 (20.7)
Total	5 (5.7%)	37 (42.5%)	59 (67.8%)	17 (19.5%)	87 (100%)

VEST, vestibular; VIS, visual; SOM, somatosensory; PREF, vision preference.

Suggested Reading

- Shim DB, Song MH, Park HJ. Typical sensory organization test findings and clinical implication in acute vestibular neuritis. Auris Nasus Larynx. 2018 Oct;45(5):916-921.
- Salzman B. Gait and balance disorders in older adults. Am Fam Physician. 2010 Jul 1;82(1):61-8.
- Osoba MY, Rao AK, Agrawal SK, Lalwani AK. Balance and gait in the elderly: A contemporary review. Laryngoscope Investig Otolaryngol. 2019 Feb 4;4(1):143-153.
- Clinical Disorders of Balance, Posture and Gait 2nd Edition by Adolfo M. Bronstein et al. Arnold Press, London and Oxford University Press, New York, 2004

평형기능 자세와 보행의 이해

CHAPTER 08 Development of objective parameters of falls and clinical application

가천대 한규철

낙상은 무게 중심이 허용한계를 벗어나 넘어지는 상황을 일컫는다. 자세나 보행과 관련된 생리적인 특징을 연구함으로써 반복된 낙상의 원인과 메커니즘을 이해할 수 있다. 낙상자체를 근본적으로 없앨 수는 없더라도 부분적으로 예방하거나 피해를 최소화하고 삶의 질을 높이는데 전정관련 지식을 활용할 수 있다.

균형감각은 인간의 6번째 감각으로서, 중력이 작용하는 모든 곳에서, 신체를 항상 바르게 지탱하는 기능을 한다. 균형감각은 인간의 생존에 관여해 왔을 뿐만 아니라 진화론적으로 직립이족보행을 시작한 오스트랄로피테쿠스부터 최소 500만 년 동안 인체를 일관되게 진화시켜 온 원동력이다. 문헌에 의하면 지속적인 균형감각의 이상 혹은 자세불안을 호소한 환자의 65%에서 일측성 전정장애와 관련이 있었으며 의도적인 동작에서 더 심한 자세불안을 느끼며 이는 노인에서 더 흔하다고 보고했다. 즉, 70세 이상 인구의 35%에서 보행장애를 경험하며, 85세 이상은 80%에 이른다. 결론적으로 신체평형과 보행에 변화는 낙상 빈도를 늘리고, 낙상에 대한 공포심은 심리적인 위축으로 이어져 신체 움직임이 줄어들고 삶의 질 저하가 발생한다. 일반적으로 65세 이상 인구의 30%가 일 년에 1회 이상 낙상을 경험하고 서구 양로원의 경우는 50%까지 증가하여 낙상에 대한 공포로 인한 생활의 활동력은 더욱 위축된다는 보고가 이를 뒷받침한다. 의료의 발전으로 인간의 기대수명은 늘어났고 노년의 삶의 질을 건강하게 유지하기 위해 쇠퇴한 감각기능을 강화하고, 개인의 운동능력을 향상할 것을 권장한다. 그 운동의 근간은 보행이다. 감각기의 기능 저하는 일반적으로 노화와 병행되며 비가역적이다. 그 중에서도, 촉각의 둔화는 뚜렷하지 않지만, 시력, 청각, 미각과 후각은 상대적으로 더 뚜렷이 기능이 떨어진다. 저하된 감각기능은 안경, 보청기와 같은 보조기구를 사용해서 기능 회복을 기대할 수 있다. 반면에 노화에 따른 운동능력의 변화는 순발력과 지구력, 근력과 같은 기초체력의 저하이다. 특히 신경반사의 변화보다는 인지능력과 같은 고도의 뇌신경연합체의 역할 감소로 인한 신경병증들이 운동능력 저하를 한층 더 불편하게 한다. 즉, 운동능력의 변화는 근골격계와 신경계 양자의 변화를 다 포함하고 있으며 감각기 보장구와 달리 운동능력의 저하를 보완하는 보장구는 지팡이 이외에 크게 개발된 바가 없거나 발전이 매우 더디다.

낙상은 안정된 자세에서 생기지 않는다. 보행리듬에 맞춘 신체 무게중심 이동의 자동 조절이 유연하게 이루어지지 않을 때 낙상이 생긴다. 지면의 딱딱하거나 물렁물렁한 물성, 또는 높낮이나 울퉁불퉁한 불규칙한 표면에 빠른 인지 반사적 적응이 적절하지 않거나, 공간에 대한 인지 부조화 상태에서 직진운동을 회전운동으로 전환하는 능력이 떨어져도 낙상이 생긴다. 따라서 낙상은 감각기와 운동능력이 저하되고 인지능력마저 떨어지는 노인층에서 흔할 뿐이지 균형과 관련하여 누구에게나 발생할 수 있다. 즉 낙상은 질병뿐만 아니라 나이, 성별과 상관없이 정상인에게도 발생한다.

낙상이 생기는 보편적 상황, 즉 보행장애의 원인은 다양한 인자에 기인한다. 시각-전정-체성감각 등의 조화로 유지되던 균형감각이 저하되거나, 신경학적 퇴행성 변화, 약물이나 술 등에 의한 독성 효과, 혹은 우울증 등이 원인으로 알려졌다. 균형감각은 정지상태보다는 보행 시 복잡한 신호체계가 작동한다. 즉 사족보행 동물은 척수에 의해 보행리듬이 조절되지만 직립동물은 양발 혹은 한 발로 서거나 보행하는 경우에 상척수회로가 작동하며 이때 전정기관 중 이석기관이 중요한 역할을 한다. 낮은 보행속도에서 이석기관의 역할은 더욱 중요하다. 빠른 보행이나 달리기는 적절한 시각 정보와 해마에 이미 내재한 정보에 따른 운동 활성도가 일차적인 균형 정보로 작용하지만, 낮은 속도 보행에서 사람의 시각은 비오목와동물(unfoveated animal)처럼 주변시의 특성을 보여 시력이 감소한다. 반면 머리의 움직임에 대한 각운동과 중력에 대한 상대적 위치변화를 인지하는 전정기관의 반사로는 시각의 반응보다 신속하고 정확하며 특히 전정척수반사로는 자세의 유지에 가장 중요한 역할을 담당한다. 따라서 보행분석, 인지기능과의 상관관계분석, 기능적 영상 검사 등과 함께 전정기능검사가 노인성 보행장애 진단에 활용될 수 있다. 건강한 노인 보행속도는 60세 이상에서 1년에 1%씩 감소하며 최대보행속도는 병적인 상황보다 더 유의하게 감소한다. 즉 병적인 상황에서 보행속도 감소와 함께 보행개시(gait initiation)에 문제가 생기고 보행 중 동요는 증가한다. 특히 전정장애 환자는 보행개시의 무게중심 변화가 정상인에 비해 뚜렷하게 다르다. 이를 확인하기 위한 방법으로 종아리근육에 근전도 결과를 보면, 보행개시 시점과 반응속도의 차이를 관찰할 수 있다. 이외에도 스탭길이, 보폭, 지면반발타이밍 역시 차이를 보인다. 특히 pre-swing에서 무게 중심의 이동은 전정장애 환자에서 정상인과 다르다. 즉, 후방이동이 유의하게 작으며, 오히려 교정성 전방이동은 크게 나온다. 그리고 내측-외측방향의 지면과 닿은 발 쪽으로의 무게 중심 이동이 크게 나타난다. 이외에 전정장애환자의 다른 특징은 선행성 전경골근의 폭발적 운동신호가 부족하다는 점이다. 결과적으로 정상적으로 전진할 때 무게 중심의 후방이동의 중요한 요소의 결여로 인해 역시 후방이동이 적어진다. 또 다른 특징으로 전정 장애 시에 비복근은 유각기에 반대편 입각기에서 강화되는 것을 알 수 있다. 즉, 보행의 시작 시점에서 유의하게 길어진다. 아울러 이러한 현상을 주파수분석을 하면 규칙적인 리듬이 달라졌음을 쉽게 확인할 수 있다. 더군다나 양측성 전정장애는 대표적인 보행관련 전정질환으로서 어둡거나 지면이 고르지 못한 곳에서 보행 불안정감이 증가하며 보행 중에 사물이 흔들려 보이는 증상(oscillopsia)이 심화하여, 보고자 하는 사물을 인지하는 능력이 감소한다.

보행리듬과 관련된 걸음걸이의 부조화를 통칭하는 용어는 운동실조(atxasia)이다. 이는 운동 수의근의 조화로운 운동조절을 못하는 증상으로 신경학적 원인에 기인하며 원인 신경계에 따라 소뇌성(cerebellar ataxia), 감각성(sensory ataxia), 전정성(vestibular ataxia) 운동실조로 분류된다. 소뇌성 운동실조는 한쪽 혹은 양쪽의 소뇌의 퇴행성 혹은 손상에 의해 길항근 저긴장(antagonist hypotonia), 협동운동장애(asynergy), 측정이상(dysmetria), 운동개시 · 정지의 지연(dyschronometria), 운동변환 불능증(dysdiadochokinesia) 등을 주 증상으로 한다. 전정소뇌(vestibulocerebellum)의 이상은 안구 운동과 자세의 불안정을 초래하고 척수소뇌(spinocerebellum)의 이상은 넓은 보폭 보행, 불안정한 보행의 시작과 정지, 측편위, 불규칙 스텝 등의 보행 특성을 보이고 대뇌소뇌(cerebrocerebellum)의 이상은 기도진전, 구음장애, 운동변환 불능증, 측정이상을 특징으로 한다. 감각성 운동실조는 신체 관절에서 발생하는 위치정보에 대한 체성감각 이상에 기인한다. 체성감각은 척수의 후방 상행로로 연결되어 소뇌, 시상, 측두엽으로 정보를 보낸다. 이 경로 중 어디라도 문제가 생기면 지면반발력을 과도하게 하는 'stomping gait'와 자세 불안을 보이게 되고 시각 의존성이 증가해 롬버그 검사(Romberg test)에 민감하게 반응한다. 반면 전정성 운동실조는 일측 전정기관의 이상에 기인한다. 드물게 양측성 전정질환이 발생한 경우는 운동실조가 오히려 감소하며 만성적인 현기증으로 바뀌게 된다.

지면과 닿은 표면적을 최소로 유지하는 직립자세나 보행에서 본인 의지와 관계없이 바닥과의 접지력 변화가 발생하는 순간에 신경반사의 부적응으로 인한 낙상이 발생할 수 있고 우리는 이 경우를 '미끄러워 넘어졌다'라고 표현한다. 즉, 미끄럼은 순간적인 표면 접지력의 변화에 대한 무게중심의 적절한 반응 정도로 객관화할 수 있다. 즉, 바닥에 닿는 표면적, 접지력을 대표하는 마찰력, 신체 중량, 전정반사로의 척도 등을 알 수 있거나 표준화할 수 있다면 최종적으로 미끄럼 척도를 개발할 수 있다. 이런 미끄럼 척도는 앞서 지적한 노화와 관련된 실버산업과

산업현장에서 가장 흔한 사고인 낙상의 예방뿐만 아니라, 일반가정의 욕실이나 결빙된 도로 등 생활과 밀접한 안전산업 등에서도 매우 큰 정보를 제공해 줄 것으로 생각된다. 더군다나 미끄럼 척도는 단순히 표준화된 환경하에서 측정되지만, 실내외, 기온과 습도 조도와도 밀접한 관련이 있을 것이므로 일생 생활에서 일기예보하듯이 미끄럼 척도를 공개함으로써 일반인들이 이를 생활에 활용하도록 하는 날이 오기를 기대한다.

Suggested Reading

- Chang WR, Kim IJ, Manning DP, Bunterngchit Y. The role of surface roughness in the measurement of slipperiness. Ergonomics. 2001 Oct 20;44(13):1200-16.
- Moyer BE, Chambers AJ, Redfern MS, Cham R. Gait parameters as predictors of slip severity in younger and older adults. Ergonomics. 2006 Mar 15;49(4):329-43.
- Beschorner KE, Redfern MS, Porter WL, Debski RE. Effects of slip testing parameters on measured coefficient of friction. Appl Ergon. 2007 Nov;38(6):773-80.
- Haynes CA, Lockhart TE. Evaluation of gait and slip parameters for adults with intellectual disability.
- J Biomech. 2012 Sep 21;45(14):2337-41

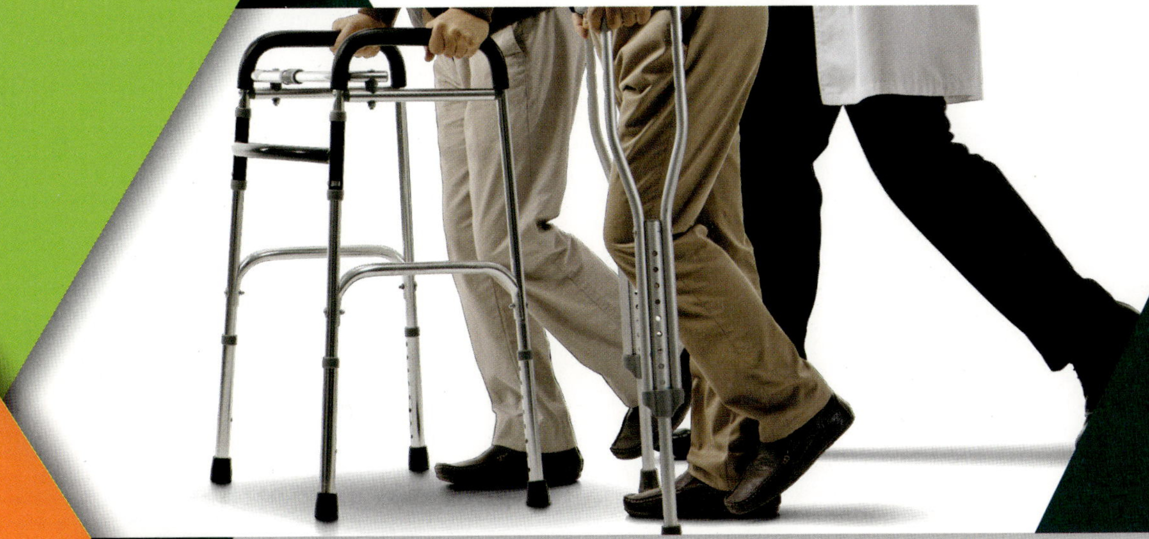

Section III

Clinical aspect of balance problem

평형기능 자세와 보행의 이해

CHAPTER 09 Classification of balance and gait disorders

단국대 정재윤

01 개요

평형 장애는 어지럼을 느끼거나 정확한 자세를 유지하기가 어려운 상태를 말한다. 가만히 앉아있거나 서있을 때에 마치 몸이 흔들리거나 빙글 도는 느낌을 가지며 쓰러질 것 같은 불안감을 느낄 수 있으며 서있지 못하고 넘어질 수도 있다.

어지럼을 유발하는 많은 질환들이 균형과 보행에 영향을 미칠 수 있다. 따라서 균형과 보행 장애의 분류를 임상적인 질환의 종류에 초점을 맞춰 나눠볼 수도 있다. 하지만 이 장에서는 어지럼 증상보다는 실제 균형과 보행의 이상을 주된 증상으로 하는 경우를 위주로 하였을 때의 분류를 이야기하고자 한다. 가만히 정지한 상태로 서있기 위해서는 단순히 움직이지 않는다고 유지할 수 있는 것이 아니다. 서있을 때에도 외부 내부의 영향으로 몸은 끊임없이 흔들리게 되며 이 흔들림의 방향과 정도를 신체 여러가지 감각계에서 감지를 해서 적절한 정보를 중추로 보내고 이를 분석하여 원래 상태로 유지하기 위해 필요한 근육의 움직임을 지휘하는 과정을 쉴 틈 없이 계속 유지하여야만 가만히 안정적으로 서있을 수 있다. 간단히 말하자면 신체가 안정감 있게 자세를 유지하고 움직임을 수행하기 위해서는 신체 무게중심의 동요를 미리 예측해서 수행되는 선제적 자세 조절 기전과 신체의 균형이 흔들렸을 때 이에 대한 적절한 반응으로 발생하는 자세 조절 기전이 모두 정상적으로 작동할 수 있는 근신경계가 요구된다는 것이다.

보행은 신체의 여러 부분이 복합적으로 조화롭게 작용하여 두 발을 움직여 신체를 앞으로 전진시키는 연속적이고 반복적인 동작으로 시각, 전정 기능 체성감각이 정상적으로 감각정보를 제공하고 효율적인 근력과 관절, 근신경작용이 요구된다. 보행의 주기는 한쪽 다리의 움직임을 기준으로 크게 디딤기(stance phase)와 흔듦기(swing phase)로 나뉜다. 디딤기(Stance phase)는 initial contact, loading response, mid stance, terminal stance의 단계로 이루어져 있으며, 흔듦기(swing phase)는 pre swing, initial swing, mid swing, terminal swing으로 이루어진다.[1]

자세 유지와 보행의 장애는 해당 질환에 동반되는 다른 증상들을 제외하더라도 개인의 일상생활에서 여러 가지 문제점을 유발하게 된다. 가장 중요한 문제가 반복해서 넘어지는 일이 발생하는 것이며 이로 인한 부상은 노령인구에서는 수명의 단축으로 이어진다. 노령인구에서 부상으로 인해 적절한 육체적 활동이나 운동을 하지 못하면 골다공증, 심혈관 질환, 당뇨 등 만성질환의 악화를 유발하게 된다. 또한 낙상에 대한 두려움은 심리적인 위축을 유발하고 우울증이나 불안장애까지 확대되는 경우를 임상에서 자주 볼 수 있다. 따라서 자세 유지와 보행의 문제를 가지고 있는 환자에서 이를 어떻게 분류해서 파악할 것인가는 어지럼 환자를 진료하는 의사에게는 많은 추가적인 정보와 환자를 치료할 때 고려할 점들을 제공해 줄 수 있을 것이다.

02 자세 유지 및 보행 장애의 분류

파킨슨병의 초기에서 발견될 수 있는 asymmetrically reduced arm swing처럼 보행과 자세 유지의 패턴을 관찰하는 것만으로 특정 질환을 의심할 수 있는 경우가 가능하지만 대부분의 경우에는 자세 유지와 보행 장애는 많은 경우 여러가지 요인들이 복합적으로 유발하게 된다. 이러한 장애를 다양한 기준으로 분류해볼 수 있다. 임상의사에게 보다 친숙한 방법으로 원인이 되는 질환에 따라서 분류하면 유전성, 자가면역, 퇴행성, 대사성, 혈관성, 외상성 등으로 분류할 수도 있지만 여기에서는 장애의 기전과 양상에 따른 분류에 대해 기술하겠다. 패턴(pattern)에 따라서 antalgic, weakness, ataxic, stiff, freezing, bizarre로 나눠볼 수 있으며, 병변의 신경학적 장애의 단계에 따라 분류해보면 크게 lower, middle, higher level disorder로 나누어 볼 수 있다. Lower level은 움직임을 담당하는 부위와 balance synergy, 1차 감각계가 해당되며 말초감각신경, 말초운동신경질환, 근육질환 등이 포함된다. Middle level은 감각 입력을 통해 적절한 중력, 환경 등을 고려한 신체 부위의 적절한 표현을 유도하는 역할을 하며 효과적이고 정확한 자세 및 운동 시너지 효과를 위해 힘을 조절한다. 보행의 시작은 가능하지만 비정상적인 보행을 보이며 척수 질환, 뇌졸중, 파킨슨병, 소뇌 질환 등이 여기에 해당한다. Higher level로 인한 장애는 cortical dysfunction에 의해 유발되며 치매 우울증, 낙상에 대한 공포, 전두엽 보행장애 등이 해당된다(표 9-1).[2,3]

패턴(pattern)에 따른 syndrome classification을 fall pattern과 disequilibrium patterns, gait patterns 세 가지 범주로 나눠서 분류해볼 수 있다. 이를 위해서는 적절한 병력 청취와 다양한 조건에서의 행동 관찰에서 얻어진 정보를 필요로 한다.

표 9-1 Neural systems/anatomical classification (modified from Nutt[2])

Levels of neural function	Components of each level	Dysfunction
Lower level	Spinal locomotor and brain-stem postural synergies	1. Absence of synergies 2. Abnormal spatial-temporal organization of synergies 3. Disinhibition of synergies with higher lesions
	Sensory input	1. Veering ataxia of acute peripheral vestibular lesions 2. Sensory ataxia with loss of proprioception 3. Veering, careful gait of the newly blind
	Motor output (force production)	1. Steppage gait (foot drop) of distal weakness 2. Waddling gait of proximal (hip) weakness
Middle level	Perception/orientation (organization of primary sensory modalities into spatial maps of body parts in relations to each other, the gravitational field and the environment)	1. Distorted spatial maps a. Central vestibular lesions of brainstem and thalamus b. Parietal lesions and 'pusher syndrome' 2. Neglect of spatial information (or distorted maps) a. Thalamic astasia b. Putaminal astasia c. Progressive supranuclear palsy? d. Non-dominant parietal lesions?
	Force scaling (modulation of force for adaptation of postural and locomotor synergies to individual's purpose and environment)	1. Hypokinetic and hyperkinetic disorders of basal ganglia origin 2. Hypermetric and dysmetric disorders of cerebellar origin 3. Spasticity and clumsiness from corticospinal system damage
Higher level	Selection, coordination and adaptation of locomotor and postural responses (less conscious functions).	1. Dyscoordination of voluntary movement and postural responses *a. Reduction or loss of anticipatory responses with frontal lesions* 2. Impaired inhibition or excitation of lower postural and gait synergies *a. Tonic neck reflexes and decerebrate posturing* *b. Freezing with frontal, subcortical and basal ganglia lesions* 3. Impaired adaptation of postural synergies to conditions *a. Postural inflexibility of advanced parkinsonism* *b. Inability to use experience in cerebellar disease* 4. Inappropriate postural synergies *a. Disorganized postural shifts such as from lying to sitting and sitting to standing and supporting reactions (standing)*
	Attention and insight for adaptation to person's goals and limitations (more conscious functions)	1. Conscious stepping 2. Inattention a. Falls related to centrally active medications, delirium and dementia 3. Impaired insight a. Falls related to lack of caution in dementia b. Psychogenic gait disturbances

특히 낙상(fall)의 경우에는 실제 진찰 시에 관찰하기가 어려우므로 문진을 통해 자세히 정보를 얻어야 한다. 넘어지는 과정에서 근긴장도(muscle tone)이 소실되면서 넘어지는 경우는 'collapsing'에 해당하고 이는 syncope, otolithic crises, orthostatic hypotension의 경우에 볼 수 있다. 근긴장도가 유지되면서 넘어지는 경우에는 그 자리에서 주저앉기보다는 한 방향으로 나무가 쓰러지듯이 넘어지게 된다(toppling). 'Toppling' 형태의 낙상은 대부분의 경우 파킨슨병처럼 환자가 일어나거나 방향을 바꿀 때 낙상이 발생하지만 드물게 Progressive supranuclear palsy에서는 서있는 상태에서도 균형을 잃고 나무처럼 넘어질 수 있다.[4] 소뇌 질환의 경우에는 환자가 흔들흔들하다가 어느 한 방향으로 넘어지기도 하는데 이때 대부분 손을 뻗어서 방어하는 반사적인 행동을 보이게 된다. 걸어가면서 발가락이 불규칙한 지면, 장애물에 부딪혀서 넘어지는 경우를 'tripping'이라고 하며 주로 foot drop, spasticity, 파킨슨병 등이 이런 양상을 보이게 된다. 'Freezing'은 보행 시에 발이 움직이지 못하고 몸의 무게중심이 먼저 앞으로 이동을 하게 되면서 주로 앞으로 넘어지는 형태를 일컫는다. 다양한 원인으로 어지럼을 심하게 느낄 때 환자들이 넘어지는 경우는 'sensory fall'에 해당한다. 시각, 체성감각, 전정신경에서 환자에게 보내는 정보와 실제 주변 환경과 일치하지 않는 상황에서 환자는 어지럼과 함께 균형을 잃고 넘어지게 되는데 말초성 전정질환, 중추성 전정질환, 말초성 신경병증 등이 이러한 'sensory fall'의 형태를 보일 수 있다. 앞에서 언급한 형태에 해당하지 않는 경우는 'non-patterned'에 분류된다(표 9-2).

균형 장애(disequilibrium)는 앉은 상태에서 일어나기, 다양한 형태의 바닥에 서있기, 눈을 뜨고 혹은 감고 서있기, 보행, 보행 중 방향 전환, 외부의 힘이 가해졌을 때 자세 바로잡기 등의 동작에서 확인이 가능하다. 'Dyscoordination'은 대뇌피질, 척수의 병변이 있을 때 자세 유지에 필요한 근육들의 수축이 적절한 시간대에 동시에 이루어지지 않거나 수축의 강도가 적절하지 않을 때 나타나며 무릎

표 9-2 Classification based on fall patterns (modified from Nutt[2]).

1. Collapsing (loss of muscle tone)
2. Toppling (maintained muscle tone) a. Drifting into a fall while standing b. Falling while changing position/posture c. Weaving from side to side or in all directions until falling
3. Tripping
4. Freezing
5. Sensory falls (falling in specific environments or with concurrent sensory symptoms)
6. Non-patterned

관절이 갑자기 구부러지는 'knee buckling'가 같은 양상을 보인다. 'Dysmetric' 패턴은 근육의 반응이 적절한 조화를 보이며 이루어지는데 움직임의 크기가 적절하지 못한 경우에 해당하며 주로 과도한 움직임이 발생한다. 서있을 때 몸이 과도하게 흔들거리며 소뇌 질환이 대표적인 경우에 해당하며 낙상에 대한 과도한 두려움이 있거나 불안감이 심한 경우에도 나타날 수 있다. 'Hypometric' 패턴은 자세유지를 위한 반응이 정상보다 느리거나 필요한 힘의 크기가 부족한 경우에 나타난다.[5]

'Sensory deprivation' 패턴은 주변 환경으로부터의 필요한 감각정보를 얻지 못할 때 보이며 이로 인해 적절한 자세 유지 반응이 나올 수 없게 된다. 시각장애, 전정장애, 심한 말초신경병증이 대표적인 질환이다. 'Sensory disorganization' 패턴은 정상적인 감각 정보가 주어지지만 이를 중추에서 분석하는 과정에 결함이 있는 경우에 나타난다. 시상 기립불능증(thalamic astasia)과 조가비핵 기립불능증(putaminal astasia)이 대표적인 경우이며 몸이 한쪽으로 쏠리는데도 자세를 바로 잡으려는 모습이 보이지 않는다. 'Tremulous' 패턴은 다양한 질환에서 보이는 몸통과 하지의 떨림(tremor)에 동반되어 나타난다. 'Apraxic' 패턴은 자세를 바꿀 때 근육의 조화로운 움직임이 이루어지지 못할 때 나타나며 전두엽 장애나 진행된 파킨슨병 환자에서 볼 수 있다(표 9-3).

보행의 패턴을 관찰하기 위해서는 보행과 관련된 용어를 먼저 이해하고 있어야 한다. 한 발과 다른 발의 간격을 보폭(step)이라고 하며 한발이 한 주기를 끝내고 다시 다음 주기를 시작하는 간격을 한걸음의 폭(stride)라고 한다. 보행분석에서 사용되는 성분들은 보폭 길이(step length), 양 발 사이의 좌우 폭(step width),

표 9-3 Classification based on disequilibrium patterns (modified from Nutt[2]).

Patterns	
Dyscoordination	Excessive motion, buckling, etc. of limb segments caused by disordered timing of body segment movements
Dysmetric (hypermetric)	Excessive sway and over-reaction to postural disturbance caused by correct timing but inappropriately large movements
Hypometric	Postural responses are too small because force develops slowly
Sensory deprivation	Situation-dependent disequilibrium caused by circumstances that limit sensory input
Sensory disorganization	Distorted perception or disregard of postural verticality leading to drifting off balance or actively moving into unstable postures
Tremulous	Tremulous leg and trunk postural muscles
Apraxic	Completely abnormal or inappropriate postural responses

한걸음 폭의 길이(stride length), 단위시간당 보폭의 수(cadence), 단위시간당 이동한 거리(speed) 등이 있다. 보행의 장애가 있는 경우 대부분은 양 발 사이의 좌우 폭이 넓어지고 보폭 길이가 줄어들며 단위시간당 보폭의 수도 줄어드는 모습을 보인다. 따라서 이런 공통적인 특징들은 패턴을 구분하는 데 큰 도움이 되지 않는다.

'Ataxic' 패턴에서는 보행의 진행이 불규칙적이며 좌우 폭이 넓고 한걸음의 폭이 줄어들고 주기의 불규칙성을 특징으로 한다. 보행 시 다리와 발의 움직임이 정확히 실행되지 못하거나 바닥이 예측 불가한 움직임을 지속할 때, 하지의 고유 수용체 감각이 충분한 정보를 제공하지 못할 때에 나타나며 cerebellar ataxia, sensory ataxia 등의 질환에서 보인다. 'Stiff/rigid' 패턴은 파킨슨병, 관절염, 전정기능장애 등에서 보인다. 'Weakness' 패턴은 근질환이나 피질척수로(cortico-spinal track)의 병변이 있을 때 펭귄처럼 뒤뚱뒤뚱 보행하는 경우, 족하수(foot drop)를 관찰할 수 있다. 'Veering' 패턴은 보행 시 자꾸 한 방향으로 쏠리고 목표 방향에서 자꾸 벗어나는 모습(veering)이 보일 수 있으며 말초 및 중추 전정질환에서 흔하게 보인다. 'Freezing' 패턴은 보행을 시작하거나 방향을 전환할 때 어려움을 보이는 경우이며 파킨슨병이나 정수압수두증(normal pressure hydrocephalus)에서 자주 볼 수 있으며 대부분은 두발 사이의 간격이 좁고 경직된 보행을 보인다. 드물게 다발경색상태(multi-infarct state) 혹은 광범위백색질질환(diffuse white matter disease)의 경우에 두 발 사이의 간격이 넓고 과장된 몸통과 팔의 움직임이 동반되는 경우도 있다. 'Wide based' 패턴은 무게중심의 안정성이 좌우 방향에서 부족할 때 나타나게 되며 다른 보행의 문제점이 없이 단독으로 나타나는 경우는 midline cerebellar syndrome에서 주로 나타난다. 'Narrow based' 패턴은 주로 파킨슨병에서 주로 보이며 'Cautious' 패턴은 다른 보행이 이상 소견없이 속도가 약간 감소되어 있고 보폭이 짧아진 모습인데 정상인에서 균형을 잃을까 걱정되는 상황에서 보이는 형태라고 볼 수 있으며 전두엽위축(frontal atrophy), 피질하백색질병변(subcortical white matter lesion)에서도 보일 수 있다. 'Bizarre' 패턴은 앞에서 언급된 경우에 해당하지 않는 이상한 양상을 보이는 경우를 일컬으며 종종 정신적 원인에 기인한다(표 9-4).

최근에는 이학적 검사에서 관찰되는 이상소견을 중심으로 자세유지, 보행장애를 분류하는 시도가 보고되기도 했다. 이전의 분류체계는 교육적인 면에서는 보다 설명하기 쉬운 면이 있지만 임상에서 적용하기에는 제한점이 많다는 한계를 고려해 제안되었다. 예를 들면 다른 신경학적 이상을 동반하지 않았음에도 보폭

표 9-4 Classification based on gait patterns (modified from Nutt[2]).

patterns	Associated diseases and conditions
Ataxic – irregular cadence and progression	a. Cerebellar ataxia b. Sensory ataxia c. Chorea
Stiff/rigid – loss of fluidity, stiffness of legs and trunk	a. Spasticity b. Parkinsonism c. Dystonia d. Diffuse cortical and subcortical diseases, such as multiinfarct state
Weakness – waddling and foot drop	a. Muscle disorders b. Peripheral neuropathies c. Corticospinal tract lesions
Veering – deviation of gait to one side	a. Vestibular disorders b. Cerebellar disorders
Freezing – start and turn hesitation	a. Parkinsonism b. Multi-infarct state c. Normal pressure hydrocephalus d. Frontal lesions
Wide-based – widened base with standing and walking	a. Midline cerebellar disorders b. Multi-infarct state c. In conjunction with other ataxic syndromes
Narrow-based – narrow base with standing and walking	a. Idiopathic parkinsonism b. Spasticity
Cautious – slowing, short steps and *en bloc* turns	a. Non-specific, multifactorial b. Subcortical white matter lesions
Bizarre – strange gait patterns that fit none of the above	a. Psychogenic disorders b. Dystonia c. 'Fear of falling' gaits

을 넓게 하고 조심스럽게 걷는 환자의 경우 피질하백색질병변(subcortical white matter disease)를 가지고 있을 수도 있으나 과거의 낙상의 기억으로 fear of fall을 가지고 있어 보상적으로 조심스런 보행을 유지하게 되는 경우도 있다.[6] 이러한 이상 소견은 원인이 되는 신경학적 이상의 직접적인 영향에 의한 부분과 이로 인한 장애를 보완하기 위해 보상기전에 의한 영향을 모두 받아서 특징적인 소견을 보이게 된다(표 9-5, 9-6, 9-7).

표 9-5 Classification of abnormalities during quiet standing (eye open). AD, Alzheimer disease; PD, Parkinson disease (modified from Nonnekes[7]).

Abnormalities	Suggestions for the differential diagnosis
Normal to narrowed base of support	PD, spastic paraparesis
Widened base of support	• Sensitive but nonspecific • Vestibular ataxia, sensory ataxia, cerebellar ataxia, chorea • Atypical parkinsonism
Progressive instability	Orthostatic tremor, negative myoclonus, functional gait disorders
Excessive spontaneous sway	Dyskinesias (for example, PD, Huntington disease), higher-level gait disorders, functional gait disorders
Leaning or drifting sideways	• Vertebral column deformities • Pisa syndrome: either drug-induced (for example, dopamine receptor antagonists) or associated with neurodegeneration (AD, PD, atypical parkinsonism) • Pusher syndrome (unilateral thalamic stroke), trunk dystonias (including idiopathic Pisa syndrome)
Excessive trunk flexion that persists when lying down	Vertebral column deformities
Excessive trunk flexion that disappears when lying down	• Trunk or hip weakness (myasthenia gravis, motor neuron disease, myopathies) • Camptocormia (PD, atypical parkinsonism)

표 9-6 Classification of abnormalities observed during Gait initiation, maintenance and termination. PD, Parkinson disease (modified from Nonnekes[7])

Abnormalities	Suggestions for the differential diagnosis
Difficulty starting	PD, atypical parkinsonism; primary progressive freezing of gait; other causes of 'lower-body' parkinsonism (for example, normal-pressure hydrocephalus, vascular parkinsonism)
Sudden episodes of inability to step, particularly when turning or passing through doorways (freezing of gait)	PD, atypical parkinsonism; primary progressive freezing of gait; other causes of 'lower-body' parkinsonism (for example, normal-pressure hydrocephalus, vascular parkinsonism)
Inability to stop (festination)	PD, atypical parkinsonism; other causes of 'lower-body' parkinsonism (for example, normal-pressure hydrocephalus, vascular parkinsonism

표 9-7 Classification of abnormalities observed during Gait (stance width, step length, height and cadence). PD, Parkinson disease (modified from Nonnekes[7]).

Abnormalities	Suggestions for the differential diagnosis
Narrowed base of support	PD, spastic paraparesis (for example, hereditary spastic paraplegia)
Widened base of support	Nonspecific Atypical parkinsonism, cerebellar ataxia, sensory ataxia, vestibular ataxia, higher-level gait disorders Extreme in some functional gait disorders
Scissoring of the legs	Spastic paraparesis (for example, juvenile cerebral palsy), dystonia, higher-level gait disorder, Huntington disease (due to chorea), compensation for freezing of gait (for example, in PD), functional gait disorders
Unable to walk in a straight line, sideways deviation (veering) of gait	Unilateral vestibular ataxia, unilateral cerebellar ataxia (consistently veering in a direction ipsilateral to the lesion), functional gait disorders (often veering from side to side)
Reduced step height	PD, parkinsonism; foot drop (due to neuropathy of common fibular nerve or sciatic nerve, L5 radiculopathy, Charcot-Marie-Tooth disease, muscular dystrophy, stroke or multiple sclerosis causing distal weakness)
Small steps	Sensitive but nonspecific Caused by pain (for example, orthopaedic disorders) Caused by underlying pathology: common in PD, atypical parkinsonism, normal-pressure hydrocephalus, severe sensory impairment of the legs Compensation for perceived instability
Irregular step size (cadence)	Cerebellar ataxia, vestibular ataxia, higher-level gait disorders, chorea, essential tremor
Reduced stance phase on the affected side (limping)	Pain (antalgic gait) resulting from trauma or arthritis, functional gait disorders

03 결론

여기에서는 Nutt 등이 제안한 두 가지 분류법을 중심으로 소개하였다. 병변의 신경학적 장애의 단계에 따른 분류는 실제 임상에서 적용하기에는 이론적인 면이 많아 임상적인 유용성은 많지 않을 것이다. 반면 자세 유지 및 보행의 패턴에 따른 분류는 임상 의사의 관점에서 진단적 가능성을 고려하기에 도움이 되는 효과적인 분류법이라고 볼 수 있다. 뒷부분에는 Nonnekes 등이 제시한 감별진단을 위한 임상 소견별 분류법도 소개를 하였다(표 9-6, 7, 8). 앞에서 언급한 분류법에 대한 지식은 자세 유지 및 보행 장애에 대한 이해에 도움이 될 것으로 기대한다.

표 9-8 Classification of abnormalities observed during gait (arm swing and movement fluidity, gait speed). AD, Alzheimer disease; FSHD, facioscapulohumeral dystrophy; IBM, inclusion-body myositis; LGMD, limb-girdle muscular dystrophy; PD, Parkinson disease; PSP, progressive supranuclear palsy (modified from Nonnekes[7]).

Abnormalities	Suggestions for the differential diagnosis
Unilaterally reduced arm swing	Hemiparesis, dystonia, PD, orthopaedic or rheumatological disorders affecting the elbow or shoulder joint unilaterally
Bilaterally reduced arm swing	PD, parkinsonism, dystonia, orthopaedic or rheumatological disorders affecting the elbow or shoulder joint unilaterally
Excessive arm swing	Chorea, levodopa-induced dyskinesias, normal-pressure hydrocephalus (as compensation for poor body propulsion), hypotonia, functional gait disorders
Tremor appearing in hand during walking	PD, parkinsonism
Posturing with the arm	PD, dystonia, secondary to shoulder and/or neck injury, alien limb phenomenon, functional gait disorders
Dropped foot, lifting the leg higher than normal (steppage gait)	Neuropathy of common fibular nerve or sciatic nerve, L5 radiculopathy, Charcot–Marie–Tooth disease, muscular dystrophy or myopathy, stroke or multiple sclerosis causing distal weakness, foot dystonia causing a functional lengthening of the leg
Knees giving way (buckling of the knees)	Functional gait disorders, quadriceps weakness (for example, limb-girdle myopathy, IBM), cataplexy, negative myoclonus, dystonia
Locking of the knees	Cerebellar ataxia, severe arthrosis or arthritis of the knees, compensation for quadriceps weakness (for example, limb-girdle myopathy, IBM), compensation for severe sensory impairments of the legs, increased external knee extension moment because of pes equinus (due to upper motor neuron syndrome)
Pelvis drop at side of the swing leg, resulting in alternating lateral trunk movements (waddling gait, bilateral Trendelenburg gait)	Bilateral proximal muscle weakness in the leg and hip girdle; common in muscular dystrophy (for example, LGMD, FSHD, Duchenne muscular dystrophy) and metabolic myopathy (for example, thyroid myopathy); bilateral L5 radiculopathy resulting in weakness of gluteus medius, secondary to joint instability (as in Ehlers–Danlos syndromes)
Stiff gait	Many disorders, including myotonia, dystonia, stiff man (or stiff leg) syndrome
Bizarre gait pattern	Chorea (including levodopa-induced dyskinesias), dystonia, higher-level gait disorders, functional gait disorders
Twisting of the foot (varus deviation of the hindfoot)	Fixed or dynamic varus due to muscular imbalance around the ankle and tarsal joints (for example, due to upper motor neuron syndrome), young-onset PD (exercise-induced dystonia), cerebrovascular (or other) basal ganglia lesion resulting in dystonia, corticobasal degeneration resulting in dystonia, primary dystonia, functional gait disorders
Gait speed: slow	Nonspecific Perceived imbalance, PD, higher-level gait disorders, functional gait disorders, pain caused by orthopaedic disorders, advanced stages of PSP
Gait speed: fast, safe	Vestibular syndromes, orthostatic tremor
Gait speed: fast, unsafe	AD, frontal disinhibition, early stages of PSP

Suggested Reading

- Perry J. Gait analysis. Normal and pathological function. New Jersey: SLACK Incoporated, 1992.
- Nutt JG, Horak FB. Classification of balance and gait disorders. Arnold, 2004.
- Nutt JG. Higher-level gait disorders: an open frontier. Movement disorders : official journal of the Movement Disorder Society 2013; 28:1560-1565.
- Masdeu JC, Gorelick PB. Thalamic astasia: inability to stand after unilateral thalamic lesions. Annals of neurology 1988; 23:596-603.
- Beckley DJ, Panzer VP, Remler MP, Ilog LB, Bloem BR. Clinical correlates of motor performance during paced postural tasks in Parkinson's disease. J Neurol Sci 1995; 132:133-138.
- Bloem BR, Gussekloo J, Lagaay AM, Remarque EJ, Haan J, Westendorp RG. Idiopathic senile gait disorders are signs of subclinical disease. J Am Geriatr Soc 2000; 48:1098-1101.
- Nonnekes J, Goselink RJM, Ruzicka E, Fasano A, Nutt JG, Bloem BR. Neurological disorders of gait, balance and posture: a sign-based approach. Nature reviews Neurology 2018; 14:183-189.

평형기능 자세와 보행의 이해

CHAPTER 10 Influence of aging on posture and balance

경상대 안성기, 임채동

01 서론

어지럼은 노령기에서 가장 흔한 증상으로 연령의 증가에 따라 유병률은 점차 증가한다. 국외 보고에 의하면 65세 이상의 경우 전체의 30%에서, 70세 이상 남자에서는 47%, 여자에서는 61%에서 어지럼을 경험한다고 한다.

노인성 평형장애와 기능적 보행장애가 반복적인 낙상의 가장 흔한 요인으로 알려져 있다. 국외 보고에 의하면 매년 지역사회의 노령 인구 중 약 30%가 적어도 한번은 낙상을 경험한다고 하며, 노령기 낙상의 6.4~7.2%는 어지럼이 원인이라고 한다. 또한 국내 보고에 의하면 65세 이상 노령 인구의 15.3%에서 낙상을 경험하며, 70세 이상에서는 20%, 75세 이상에서는 35%가 낙상을 경험하고, 그 중 50% 이상이 낙상을 반복적으로 경험한다고 한다. 노인성 평형장애는 낙상, 골절, 낙상에 대한 두려움, 이차적인 사회활동의 제약을 유발하고, 이로 인해 노령기 건강보호를 위한 사회적 비용과 요구가 증가한다.

평형조절은 일상의 활동에서 다양한 주변 환경과 상호작용을 통해 이루어지기 때문에 노령기 평형장애와 낙상 문제를 해결하기 위해서는 평형조절능력의 노화에 따른 변화를 이해할 필요가 있다.

02 노령기 평형조절 이해에 대한 계통적 접근

평형조절에 주로 관여하는 생리적 하위 체계는 감각계, 운동계, 인지기능, 운동조절능력, 중심예측능력, 근골격계 및 환경적응능력 등으로 이루어져 있다. 따라서, 노인성 평형장애를 이해하기 위해서는 먼저 평형을 조절하는 하위 체계의 노화에 따른 변화에 대한 개별적 이해가 필요하다.

2-1 평형조절을 위한 감각계의 노화에 따른 변화

평형조절을 위한 주요한 3가지 감각계는 체성감각계, 시각계 및 전정기관으로 구성되어 있다. 이 감각들은 주변 환경으로부터 말초성 감각정보를 탐지하고, 공간에서 신체 내부의 발현을 조절하며, 특정 환경에서 작업을 수행하면서 정적 및 동적 균형을 유지하고, 예비적 또는 반응적 평형적응을 이루기 위해 상호 작용한다. 평형과 관련된 이 3가지 감각계의 노화에 따른 변화에 대해 여러 연구가 이루어져 있다.

1 체성감각계의 노화에 따른 변화

체성감각계에서는 신경질환이 없는 건강한 노령기에도 진동감각(특히 하지의 경우), 고유감각 및 촉각 등이 저하된다. 피부 감각수용기 중 진동감각과 촉각을 수용하는 파치니소체(Pacinian corpuscle)와 마이스너소체(Meissner's corpuscle)는 연령에 따라 그 수가 감소하는데, 이 두 수용기는 Aβ 섬유의 말단 기관으로 이들이 감소하면 진동감각이나 촉각의 역치가 증가한다. 진동감각의 감소는 노령기에 단단하거나 무른 바닥에서 눈을 뜨거나 감고 서 있는 동안 자세의 동요 증가와 상관관계가 있는 것으로 나타났다. 그리고 노화에 따른 진동감각의 감소는 보행과 같은 이동성 저하와 노령기 낙상과도 관련이 있다. 또한 관절의 위치감각도 나이가 들수록 쇠퇴하는 것으로 알려져 있다.

2 시각계의 노화에 따른 변화

시력, 시야, 심도 지각, 공간주파수 민감도 및 명암 대비 민감도의 노화에 따른 감소는 노령기에 흔히 보고된다. 안구 수정체의 경화현상이 노화에 의해 심해짐에 따라 본래의 탄력성이 감퇴되어 수정체의 변형이 생기게 되고, 근점거리가 멀어져 노안이 생기며, 동공의 크기도 노화에 따라 작아져 눈에 들어오는 빛의 양이 감소한다. 수정체의 혼탁으로 인한 백내장이나 노화관련황반변성 등도 시력 저하를 유발하고 고령에서 많이 발병하는 것으로 알려져 있다.

시력저하는 전후 방향으로 자세의 동요 증가를 유발하고, 노령기에서 계단을 내려가는 동작에 큰 영향을 준다. 그리고 노령기에서는 빠른 속도로 이동할 때 저주파수의 움직이는 물체에 대한 민감도가 줄어든다. 특히 노인들은 체성감각계가 평형에 대한 적절한 정보를 제공하지 않을 때 시각적 정보가 모호함에도 불구하고 시각에 과도하게 의존하는 경향이 있다. 따라서 동작과 공간에 대한 시각 정확도의 노화에 따른 감소가 노령기의 평형조절에 큰 영향을 줄 수 있다.

3 전정기관의 노화에 따른 변화

노화에 따른 전정기관의 변화에 대한 연구도 많이 알려져 있다. 젊은 사람들에 비해 질환이 없는 70세 이상 노령기에서 전정유모세포의 수가 20~40% 정도 감소하고, 노화에 따라 구심성 전정신경섬유, 전정신경절 및 전정신경핵의 세포가 40대 이후 감소한다. 그리고 공간에 대한 머리의 위치와 이동을 감지하는 능력, 전정척수반사작용의 유도 및 여러 감각들의 모순을 해결하는 능력도 노화에 따라 감소한다.

동적자세검사의 감각구성검사(sensory organization test)는 다양한 평형조절에서 감각 문제를 해결하는 전정기관의 기능을 평가할 수 있다. 여러 연구 결과 감각구성검사의 1~4조건에서 건강한 노령기에서는 젊은 성인에 비해 약간의 동요 증가만 관찰되지만, 시각과 체성감각을 제한하고 전정감각을 평가하는 5와 6조건에서는 더 많은 차이가 나는 것이 확인되었다. 이는 시각과 체성감각 없이 전정감각만으로는 노령기에서 자세를 유지하는 데 큰 어려움을 겪는다는 것을 의미한다. 노화에 따른 전정감각의 기여를 규명하거나 전정감각과 시각의 상호작용을 설명하기 위해서는 감각구성검사와 임상적인 전정기능검사에서 노령기 기능과의 상관관계에 대한 보다 체계적인 분석이 필요하다.

2-2 평형조절을 위한 운동계의 노화에 따른 변화

몸의 무게중심(center of gravity)을 지면에 수직으로 내려 그은 지점이 신체 지지면의 중앙에 있을 때가 가장 안정적인 자세이고, 몸의 무게중심이 안정한계 범위 안에서 움직이면 발목을 축으로 몸을 움직이는 발목관절 전략(ankle strategy)과 고관절을 축으로 하는 고관절 전략(hip strategy)을 이용하여 무게중심을 수정하면서 평형을 잃지 않고 버틸 수 있다. 60세 이후 노화에 따라 몸의 무게중심의 동요가 증가하고, 정적 자세에서 몸의 무게중심이 두부전방전위, 흉추후만증, 요추전만증 및 고관절과 무릎관절의 굴곡으로 하방 및 후방으로 이동하는 것으로 알려져 있다. 그리고 보행 중에 자세반응속도도 감소하고, 중간 진폭의 평형 위협으로부터 회복하는 동안 더 많은 걸음걸이의 이동을 필요로 한다.

2-3 평형조절을 위한 근골격계의 노화에 따른 변화

노화에 따라 근력, 근육 수축 속도 및 발목 운동 능력 등이 감소하는 것으로 알려져 있다. 노화와 함께 오는 근육량의 손실은 일반적으로 근감소증(sarcopenia)으로 불리는 근력의 감소 현상으로서, 국외 보고로는 75세 이상 노령기에 하지골

격근량의 감소는 매년 남자는 0.8~1.0%, 여자는 0.64~0.70%, 하지 근력의 감소는 매년 남자는 3~4%, 여자는 2.5~3%로 알려져 있다. 2008년부터 2011년까지의 국민건강 영양조사 결과 60세 이상 고령 인구에서 근감소증 유병률은 6.6%이며, 60~80세 고령 인구에서 악력도 성별에 따른 큰 차이 없이 매년 약 1% 정도 감소한다고 한다.

연령이 증가하면 근신경계의 변화 중의 하나로 운동 뉴런의 수가 감소한다. 뉴런이 노화에 의하여 사멸되면 연결되어 있던 근섬유는 기능하고 있는 다른 뉴런에 연결된다. 이와 같은 집단화에 의한 운동 뉴런 단위의 양적 증가는 노인에게서 나타나는 근수축의 효율성 감소와 떨림 및 근 피로를 유발하며, 결과적으로 운동 정확성 및 협응의 감소로 나타난다. 또한 노령기에 들어 대부분의 신체활동이 속도가 느리고 저강도의 활동 위주로 나타나기 때문에 1형 근섬유만 주로 사용되며, 이러한 특징에 따라 2형 근섬유의 근 위축이 많이 나타난다.

그리고 자세 조절을 위한 고관절과 발목관절 등 관절의 유연성도 감소하는 것으로 알려져 있다. 관절 주위 결합조직의 노화에 따른 콜라겐 섬유의 교차 결합의 증가로 인한 강직은 노화에 따른 관절 조직의 유연성을 감소시킨다.

2-4 평형조절을 위한 환경적응능력의 노화에 따른 변화

젊은 성인들은 동일한 자세 위협에 반복적으로 노출되면 가장 가혹한 자세 대응 전략을 선택할 수 있지만, 노령기에서는 동일한 환경 경험이 주어지지 않았을 때는 적응력이 떨어진다. 노화와 관련된 학습능력과 기억능력의 감소는 운동감각의 적응력 저하에 영향을 준다. 하지만 적응력을 향상시키기 위한 평형훈련은 가능하며, 노령기 환자를 위해 고안된 평형훈련 프로토콜에서는 이러한 노인들의 특정한 학습과 기억 특성을 고려하는 것이 중요하다.

2-5 평형조절을 위한 중추조절(Central set)과 예측적 조절(Predictive control)의 노화에 따른 변화

중추조절이란 곧 일어날 운동들에 대비하여 감각계를 준비하고, 운동계를 준비시키는 신경계의 능력을 말한다. 노령기에서 젊은 성인보다 중추조절의 수준에 더 민감하거나 환경 및 업무 수요에 따라 중추조절을 재구성하는 데 더 큰 어려움을 겪을 수 있다. 환경 및 작업 조건이 더 예측 가능할 때 노인들은 자세 및 자발적 이동 조절을 성공적으로 통합할 수 있다. 자세조절에 영향을 주는 노화에 따른 중추조절의 차이는 노령기의 환경 적응성 저하도 설명할 수 있다.

2-6 평형조절을 위한 인지기능의 노화에 따른 변화

노화에 따라서 자세조절을 위한 감각 입력의 전환 능력이 떨어지고, 전정안구반사와 시운동성 반사가 저하되며, 자세조절을 위한 주의력의 요구가 증가한다. 그리고 인지조절과 자세조절, 또는 두 가지 모두 요구되는 이중작업 상황에서의 기능 저하와 자세조절을 위한 복잡성의 증가에 따른 인지기능의 악화도 노화에 따른 변화로 알려져 있다.

중추신경계의 퇴화도 노령기 어지럼의 중요한 원인이 될 수 있다. MRI에서 보이는 대뇌백질의 고강도신호와 보행장애 및 평형기능장애와 연관성이 있다는 보고가 있으며, MRI를 이용해 노령기에 소뇌 벌레엽의 전체 면적이 감소하고, 말초감각상피 및 전정핵과 마찬가지로 소뇌에도 지방갈색소가 축적되는 것으로 알려져 있다.

03 임상적 적용

3-1 진단

지속적인 어지럼을 호소하는 70세 이상의 116명을 검사한 결과 85%에서 특정 원인을 찾을 수 있었다고 국외 보고 자료가 있다. 따라서 어지럼을 호소하는 노령기 환자를 평가할 때 원인을 밝히려는 자세한 임상적 검사가 이루어져야 한다. 또한 노령기 어지럼은 한가지 원인보다는 말초성과 중추성 전정기관의 퇴행을 포함하여 심혈관 질환, 시력과 체성감각을 포함한 신경계 질환, 심인성 질환, 당뇨 및 복용약 등 여러 복합적인 원인들이 관여할 수 있다. 따라서 이러한 모든 요소들을 반영하여 진단하려고 노력하여야 하며, 각 분야 전문의들의 협력을 필요로 한다. 현재까지 알려진 노령기 어지럼의 원인들 중에는 전정계 문제가 가장 많은 부분을 차지하는 것으로 알려져 있다. 그 중 양성돌발체위현기증이 가장 많아 약 32~39%이며, 다음으로 메니에르병, 전정신경염, 혈관질환, 종양 등의 순이라고 한다.

먼저 감별진단을 하기 위해서 어지럼의 양상과 반복 여부, 체위변화 등 특정 유발요인, 지속시간 및 동반 증상 등을 확인하기 위한 자세한 병력청취가 필요하다. 그리고 신체검사는 안진의 유무, 자세유지 및 보행을 평가하는 것으로 기본적으로 이루어져야 한다. HINTS (head impulse test, nystagmus, and test of skew deviation)를 평가해 뇌졸중과 같은 급성 중추성 어지럼증을 감별해야 하며, 이

때 MRI가 도움이 될 수 있다. 이후 청력검사와 안구운동검사, 온도안진검사, 전정유발근전위, 회전의자검사 및 동적자세검사와 같은 다양한 전정기능검사를 통해 전정질환을 감별해야 한다. 비디오두부충동검사(video head impulse test)는 반고리관 기능에 대한 신뢰성 높은 결과를 얻을 수 있으며, 경부 및 안구 전정유발근전위는 난형낭과 구형낭의 기능을 평가하는 데 도움이 된다.

3-2 노인성 전정장애(Presbyvestibulopathy)

노령기 어지럼에 대한 논의는 이전부터 있었으며, 65세 이상 노령기에 원인을 알 수 없는 어지럼을 노인성 어지럼증(presbystasis), 노인어지럼(dizziness in geriatrics, vertigo in the elderly) 등 다양한 용어로 사용하고 있었다. 이러한 것을 정리하여 2019년 the Classification Committee of the Bárány Society(이하 CCBS)에서 노인성 전정장애에 대한 정의와 진단기준에 대해 합의한 내용이 있어 소개하고자 한다.

CCBS에서 정의한 노인성 전정장애는 자세불안, 보행장애 또는 반복되는 낙상을 경험하는 특징이 있고, 전정기능검사에서 정상과 양측성 전정장애 사이의 검사 결과를 보이는 경도의 양측성 전정장애가 있는 만성전정증후군이다. 노인성 전정장애는 환자의 병력, 이학적 검사 및 검사결과로 진단할 수 있다. 진단기준은 표 10-1과 같다.

노인성 전정장애는 자세불안정, 보행장애 및 낙상의 증상이 나타나는 데 영향을 주는 노화에 따른 시각계과 체성감각계, 대뇌 피질, 소뇌 및 추체외 기능 등의 기능저하로 발생한다.

표 10-1 노인성 전정장애의 진단기준(Diagnostic criteria for presbyvestibulopathy)

조건 A부터 D까지 모두 만족해야 함.
A. 적어도 아래 2가지 이상의 증상을 동반하는 (3개월 이상 지속되는) 만성전정증후군 1. 자세불균형 또는 자세불안(postural imbalance or unsteadiness) 2. 보행장애(gait disturbance) 3. 만성 어지럼(chronic dizziness) 4. 반복되는 낙상(recurrent falls)
B. 적어도 1가지 이상 아래 검사 결과를 만족하는 경도의 양측성 말초 전정기능저하 1. 비디오두부충동검사: 양측 전정안구반사 이득이 0.6~0.8 사이 2. 회전의자검사: 정현파회전검사에서의 전정안구반사 이득이 0.1~0.3 사이 (검사조건: 0.1 Hz, Vmax = 50~60°/sec) 3. 냉온교대온도안진검사: 온도안진반응 감소(양측 냉온교대온도 안진의 최대 느린성분속도의 합이 6~35°/sec 사이)
C. 나이: 60세 이상
D. 다른 질환 또는 장애에 해당하지 않음.

3-3 치료

노령기 어지럼과 평형장애의 원인은 계통별로 다양하고, 복합적일 수 있어 진단 후에 각각의 원인에 따른 개별적인 치료와 함께 다학제적 접근이 필요하다. 운동기능강화를 위한 기능적 운동 프로그램, 시력 교정을 위한 치료, 인지기능저하를 예방하기 위한 인지행동치료 등 다양한 노력이 필요하다.

평형장애 환자에 있어서 가장 도움이 될 수 있는 방법은 현재 많이 시행하고 있는 전정재활운동이다. 전정재활운동은 말초 또는 중추전정장애에도 도움이 되는 것으로 알려져 있으며, 노인성 전정장애 등 다인성 평형장애에서도 좋은 효과를 볼 수 있다. 전정재활운동의 목적은 불충분한 보상작용으로 만성적인 어지럼을 호소하면 기능적으로 환자의 평형능력을 증대시켜 일상생활의 활동성과 신체동요 조절능력을 향상시키며 보행이나 이와 관련된 운동의 안전을 도모하여 환자의 증세 즉, 어지럼을 감소시키는 데 있다. 전정재활운동의 종류로는 적응운동(adaptation exercise), 습관화운동(habituation exercise), 대치운동(substitution exercise), 평형운동(balance exercise), 보행운동(gait exercise) 및 일반조절운동(general conditioning) 등 여러 가지가 있다. 특히 전정기능장애 시에 기능의 회복은 중추신경계의 유연성(plasticity), 특히 감각운동계의 재구성에 의한 것으로 보이며, 보상작용에는 자연적인 회복, 전정 적응, 대치의 세 가지 기전이 관여하며 전정재활운동도 이 세 가지 기전을 통한 회복이 촉진되도록 하는 운동이다. 전정재활운동을 통해 노령기 일상 생활에서의 도움뿐만 아니라 낙상을 예방함으로써 노인의 질병 이환 및 사망률을 줄이고 삶의 질을 개선하는 데 도움이 될 수 있다.

Suggested Reading

- 채성원. 노인어지럼: 대한평형의학회. 임상평형의학 어지럼과 현훈. 제2판. 서울,대한민국:범문에듀케이션; 2017. p.397-401.
- Tang PF, Woollacott M. Balance control in older adults. In: Bronstein A, Brandt T, Woollacott M, et al. Clinical Disorders of Balance, Posture and Gait. 2nd ed. London: Arnold; 2004. p.385-403.
- Kotomi, Shiota. Influence of Aging on Postural Control in Terms of Sensory Movements. In: Kanosue K, Oshima S, Cao ZB, et al. Physical Activity, Exercise, Sedentary Behavior and Health. Tokyo: Springer; 2015. p.319-28.
- Yuri A, Raymond VB, Floris W, et al. Presbyvestibulopathy: Diagnostic Criteria Consensus Document of the Classification Committee of the Bárány Society. Journal of Vestibular Research 2019;29(4):161-70.
- 김태후, 김범규, 안성기 등. 노인성 어지럼증에서 노인들에 맞춘 전정재활운동의 효과. Research in Vestibular Science 2010;9(2):58-63.

평형기능 자세와 보행의 이해

CHAPTER 11 Anxiety and attention on posture and gait: Height vertigo and intolerance

서울대 구자원, 이상연

01 서론

고소 현훈(height vertigo)은 높은 곳에 노출된 후 발생하는 심리적, 자율신경성(neurovegetative) 및 행동 장애를 나타낸다. 고소 불내성(height intoleraance)은 생리학적인 상태인 고소 불안정(height instability)에서부터 특정 공포증으로 정의되는 고소공포증에 이르는 다양한 임상적 상태를 포함한다. 이동 및 직립 자세를 유지하는 데 필요한 신체의 진동이 정상 범주를 벗어날 때, 전정, 체성감각 및 시각 시스템 간의 상충적 정보에 의한 것으로 알려져 있다. 불안 등 심리적 요인 역시 중요한 요인으로 제시되고 있다. 한 연구에 따르면, 고소 현훈이 6개월 이상 지속되는 고소공포증 환자 164명에서 여성의 유병률은 59.7%인 것으로 확인되었으며, 동반질환으로는 멀미(51.8%), 편두통(50.6%), 공황장애(18.9%) 등이 보고되었다. 고소 현훈에 대한 치료는 아직 정립되어 있지 않으나 고소 상태에 대한 습관화를 기반으로 한 물리 치료 및 불안에 대한 인지행동 치료가 도움을 줄 수 있다고 보고되고 있다.

02 고소 불내성의 생리적 기전

올바른 자세 관리와 올바른 공간적 방향감각은 인간의 생존을 위한 필수 요건이다. 이를 위해서는 전정, 체성감각(촉각 및 고유감각) 및 시각적 신호로부터의 분명한 정보전달이 필요하다. 촉각 구성요소는 주로 발바닥에 있는 압력 센서를 기반으로 하며 발이 지면에 어떻게 접근하는지에 대한 정보를 제공한다. 반면 근건 및 관절 수용체로 나타내는 고유감각 구성요소는 신체의 서로 다른 부분(몸통, 목, 사지) 간의 관계에 대한 정보를 제공한다. 전정계는 머리 회전운동의 가속(head acceleration)을 위한 센서로 작용하며, 중력에 대한 센서로 역시 작용한다.

중심와(fovea) 및 말초 시각계는 외부 환경에 대한 정보, 즉, 주변 물체의 형태, 크기, 거리 및 움직임과 시각적 장면에서 머리의 움직임에 대한 정보를 제공한다. 정적 환경에서 가만히 서있는 경우, 자세 관리는 좌우 및 전후로의 연속적인 작은 진동을 통해 유지된다. 이러한 상황에서 시각 정보는 체성감각 및 전정 정보를 이용하여 진동을 50~100% 감소시킨다고 알려져 있다. 또한, 눈으로 물체의 변위를 감지하기 위해서는 주변 망막에서의 영상이 최소 20 arc만큼의 상유동을 필요로 한다. 즉, 정상 조건에서 좌우로 약 2 cm의 진동을 인지하기 위해서는 3 m 미만 거리를 기준으로 정적 시야에서 최소 20 arc의 상유동을 필요로 한다고 할 수 있다. 만약, 기준이 되는 거리가 증가되면 상유동의 진폭이 일차적으로 감소되고 이는 체성감각계과 전정계 사이의 상충된 정보를 유발하여 시각 제어 수준을 높이게 되어, 궁극적으로 자세 진동의 역치를 증가시킴으로써 낙상을 피하거나 줄일 수 있다. 일반적으로 자세 유지를 위한 시각 정보의 감소 또는 손실은 생리적인 것으로 생리적 시각 불안정성(physiological visual instability at height)으로 정의되며 주로 가변적인 불안정성을 유발한다. 이와 반대로, 민감한 개인의 경우(일반 인구집단의 약 30%), 자율신경 및 운동 증상과 함께 불쾌감 및 불안 상태를 유발하게 되는데, 이는 흔히 병리적인 상태로 간주되어 고소 현훈(height vertigo) 또는 고소에 대한 시각 불내성(visual intolerance to height)로 정의된다. 일반 인구집단의 6.4%(여성 8.6% vs 남성 4.1%)에서 DSM-V의 기준에 의거 치료를 요하는 실제 공포증, 고소공포증 또는 고소 공포가 될 정도로 불쾌한 상태로 진행한다고 보고되었다.

03 시각적 고소 불내성 및 고소공포증으로 인한 자세 및 보행의 병적 불균형

고소가 신체 자세에 미치는 기전 및 임상적 영향에 대해 조사 결과, 고소공포증으로 진단된 환자군에서 시각적으로 높은 곳에 노출될 뿐만 아니라 시각적 노출이 없지만 이와 유사한 인식이 주어질 경우 역시 낙상을 피하기 위한 매우 조심스러운 보행 방식을 보였다. 이를 기반으로 저자들은 고소에 의해 이동과 균형을 저해되는 기전은 피질 수준에서 발생할 것으로 가설하였으며, 이는 이전 '경험'에 기초한 Byes 인지에 따라 반응이 결정된다고 보고하였다. 최근 한 연구에서는, 지상 15 m의 비상 발코니에 서있는 조건과 체위기록 실험실의 지면 수준에 서있는 조건 간의 균형 조절을 평가한 결과, 시각적 고소 불내성에 민감한 대상자에서 고소 노출 조건 하에서 유의하게 높은 근골격계의 경직소견을 보였다. 즉, 고소 불내성에 따른 근골격계의 경직 및 보행장애는 신체 동요의 개방 루프 시스템의 확산 활동 증가와 폐쇄 루프 시스템의 자세 조절에 대한 감각 피드백 역치 감소에 의한 기전으로 해석될 수 있다. 개방 루프 제어시스템은 짧은 간격 동안의 신체 동요를 제어하는 반면, 폐쇄 루프 제어시스템은 장기간에 걸쳐 자세조절을 제어한다. 개방 루프 시스템은 감각 피드백 없이 작동하며 중력에 반하는 근육의 항정상태 활동을 결정하여 원하는 자세로 신체를 배치하는 운동 명령을 담당한다. 이와 대조적으로, 폐쇄 루프 제어는 원하는 자세에서 벗어나는 변이를 교정하기 위해 감각 피드백에 의존한다. 또한, 본 연구를 통해 신체 동요와 근육의 경직 및 수축은 불안의 중증도와 상관관계가 있음을 확인하였다. 상호적으로, 불안에 의한 자세 불균형과 근수축의 변화는 주변이 고정된 대비가 보이거나(머리 굽힘) 혹은 개인이 눈을 감은 경우 감소되었다. 마지막으로, 비디오 분석 결과 시각적 고소 불내성에 민감한 대상자들은 15 m의 비상 발코니에 서있는 조건에서 평균 이동 속도가 유의하게 감소되었다. 느린 속도는 빈도가 더 적은 보행과 보폭과 관련이 있었으며, 이는 주관적인 공포와 중등도와 상관관계를 보였다. 고소에 노출되었을 때 고소 불내성에 민감한 대상자의 이동은 대체로 느리고 조심스러우며 작은 걸음 및 유의하게 감소된 신체와 머리의 동적 수직 진동의 임상적인 특징을 보임을 확인할 수 있었다.

04 고소공포증과 공포성 체위 현훈

불안은 고소에 노출되었을 때 민감한 개인에서 안구 운동, 균형 및 운동 반응을 유발하는 중요한 증상인 것으로 보인다. 고소공포증과 공포성 체위 현훈 모두 낙상에 대한 공포를 특징으로 하지만, 두 상태 모두 정상 대조군에 비해 낙상 횟수를 증가시키지는 않는다. 불안에 대한 중증도 두 질환을 구별하는 지표로 알려져 있다. 최근 연구에서 공포성 체위 현훈 환자를 대상으로 똑바로 선 자세와 이동 중 균형 수행 상태를 측정한 결과 고소공포증 환자와 거의 동일한 결과를 발표하였다. 두 질환 모두 개방 루프 조절 기전과 폐쇄 루프 조절 기전 간의 부적절한 상호작용에 기인한다고 알려져 있으며, 앞서 말했듯이 낙상 예방을 위해 보다 제한적이고 규칙적인 자세 조절을 특징으로 한다. 중력에 반하는 근육의 공동 수축과 개방 및 폐쇄 루프 자세 조절은 두 질환 모두에서 공통적인 자세 불안정성에 대한 증상의 순환 연쇄반응의 결과로 역시 설명될 수 있다. 임상적으로, 고소공포증과 공포성 체위 현훈 모두 불안 및 우울 장애의 동반질환 비율이 공통적으로 더 높은 것으로 알려져 있다.

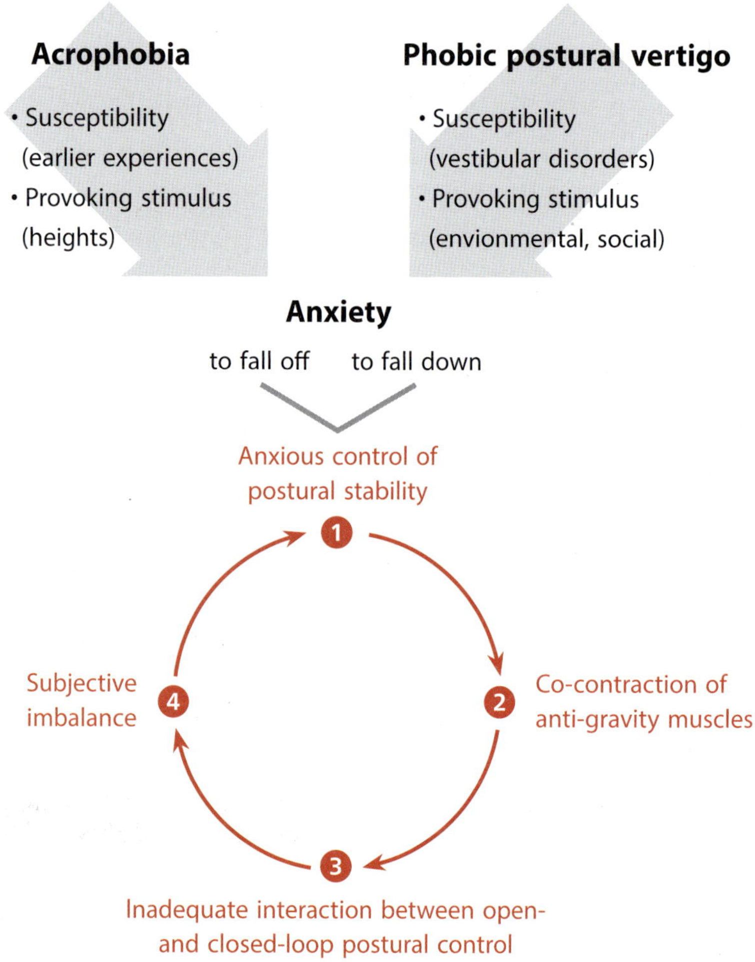

그림 11-1 '고소공포증'과 '공포성 체위 현훈'은 실질적인 낙상이 발생하는 않지만, 낙상에 대한 불안을 주요 증상으로 하는 대표적인 두 질환이다. '고소공포증'은 종종 높은 곳에서 이전에 경험을 했던 적이 있는 반면, '공포성 체위 현훈'의 경우 주로 전정 장애에 의해 시작된다. 자세 불안정성은 중력에 반하는 근육의 공동 수축을 유발하며, 자세 조절 시스템 내에서 '개방 및 폐쇄' 루프 기전 간의 상충되는 정보에 기인한다. 이는 주관적 자세 불균형으로 이어지며, 이는 불안한 자세 조절 및 안구운동장애를 초래하기도 한다. (Brandt et al, Ann. N. Y. Acad. Sci. 1343 (2015) Acrophobia impairs visual exploration and balance during standing and walking.)

05 임상적 특성: 증상, 징후 및 진단

탑이나 지붕, 또는 고층건물의 발코니에서 내려다보기, 사다리 오르내리기, 다리나 산에서의 걷기, 산등성이 긷기, 노출된 길 걷기 등은 모두 고소 현훈을 유발할 수 있는 조건이다. 장애의 강도는 신체 자세와 밀접한 관련이 있어, 서있을 때 가장 심하고, 앉거나 무릎을 구부릴 때 감소하며, 엎드린 자세로 누울 때 최소화되거나 사라진다. 안개가 끼거나 어둑어둑한 상황 등 시력을 방해하는 환경적 상황, 미끄러운 땅과 같은 촉각 및 고유감각 신호, 그리고 황반 수용체를 부자연스러운 위치로 이동시키는 머리의 과신전(hyperextension)과 같은 특정 전정 자극으로 나타날 가능성이 더 높다. 이는 심리적 요인과 함께 자세 및 시선 변화의 상호 작용의 영향을 받는다. 고소 공포가 있는 시험대상자는 일반 시험대상자에 비해 자세 제어 시 시각 정보에 의존하는 경향이 더 많다. 시운동성(optokinetic) 시각 자극에 노출되는 경우, 이들은 더 높은 불안을 보이며 신체 진동이 증가된다. 고소 현훈이 있는 시험대상자들은 기립자세와 보행, 주변을 탐색하는 데 필수적인 머리와 눈의 움직임에서 유의한 변화의 차이를 보인다. 고소에 노출되는 실험환경에서 주로 다리 근육의 동시 수축이 증가하는 자세 제어의 변화가 유발되는 것으로 알려져 있고 이러한 변화의 중증도는 불안감과 상관관계를 보인다고 할 수 있다. 흥미롭게도, 고소 노출 중에 안구운동의 변화도 일부 연구를 통해 확인되었다. 고소 불내성에 감수성이 높은 피험자에서 눈-머리 운동의 진폭이 유의하게 작은 반면, 시 고정은 잘 이루어지지 않았다. 최근 연구를 통해 고소 조건은 안구운동 핵과 전정 반사 경로 모두에 영향을 미치는 것으로 확인되었으며 고소 조건은 시운동성 이득과 시추적에 영향을 미치는 중요한 요인으로 제시되었다. 또한, 머리의 자발적 움직임 역시 모든 방향에서 그 횟수와 속도가 유의하게 감소되었고 눈-머리 움직임 조정의 지표 역시 주로 수평면에 국한된 결과를 보였다. 더불어, 불안의 인지 및 불안 자체 역시 안구 운동 수행에 유의한 영향을 줄 수 있음이 확인되었다. 즉, 고소 불내성이 있는 시험대상자는 유발 조건에 노출되었을 때 보행 속도와 보폭이 감소되고 더 조심스럽고 느리고 경직된 보행을 보이는 임상적 특징 외에 시 유의하게 저해된 시 고정 및 안구의 신속운동(saccade) 등 안구운동 장애 소견을 보인다고 할 수 있다. 고소 불내성을 진단하기 위한 객관적 검사는 없는 실정이며 현재 많은 연구결과들은 주로 주관적 현훈, 심리적 불안 및 고통에 대한 증상에 관련된 설문지를 이용하고 있다.

06 치료

고소에 대한 시각적 불내성의 대부분의 경우 장애의 신경생리학적 및 심리적 조절로 충분할 수 있다. 높은 곳에 대한 노출 및 등반이나 등산과 같은 특정 스포츠를 피하는 등의 제안 및 권고를 요한다. 시각적 불내성 혹은 고소공포증의 기왕력이 있는 개인이 고소에 노출되는 경우, 걷기를 멈추고 앉거나 눕기, 아래를 내려다보거나 먼 곳을 바라보지 말고 안정적인 가까운 구조물에 시선을 고정하거나 눈을 감기, 머리의 움직임을 줄이거나 과다하게 펴지 않기, 손 만이라도 고정된 지지대에 기대기, 측면 주변 시야를 방해하는 다초점 안경이나 스키 고글 착용하지 않기, 낙상으로부터의 주의를 돌리기 위해 일부 인지과제에 집중하기 등 실제적인 조언으로 충분할 수 있다는 연구결과가 주를 이룬다. 재활요법은 더 복합적이고 중증인 환자에서 권고되고 있다. 습관화(habituation)에 기초한 운동요법 및 공포를 유발하는 구성요소의 이해와 인지 행동요법 등이 제시되고 있다. 최근 연구에 의하면, 가상현실을 이용한 습관화에 기초한 운동요법에 초점을 맞추고 있으며 낙상에 대한 공포 및 인지를 유의하게 감소시키는 결과들이 보고되었다. 고소 불내성의 정도가 심해지고 삶의 질에 유의한 영향을 미치게 되면, 이는 DSM-V 기준에 따라 고소공포증으로 진단할 수 있으며, 그에 따라 약물요법, 정신요법 및 행동 요법이 제시되고 있다.

07 결론

고소 현훈 또는 고소에 대한 시각적 불내성은 고소 노출 후 주로 낙상 또는 평형상실에 대한 공포, 자율신경 증상, 시각적 탐색 감소, 근육의 수축과 기립 자세 및 보행에 대한 경직되고 조심스러운 태도 등으로 발현되는 매우 흔한 증후군이다. 생리적인 현상인 '고소에 대한 시각적 불안정성'에서 '고소공포증 또는 고소 공포'에 이르기까지 다양한 임상양상으로 나타날 수 있다. 최근, 지속적인 체위 지각 어지럼증(persistent postural perceptual dizziness, PPPD)의 하나의 아형으로 설명되고 있으나 전정 장애와의 연관성에 대해서는 연구를 필요로 하고 있다. 주로 불안과 같은 심리적 요인과 자세 제어에 관련된 시각, 전정 및 체성감각 시스템 간의 상충된 정보에 의해 비롯되므로, 고소 노출에 대한 습관화(habituation) 및 불안에 대한 인지 행동요법이 치료로 제시되고 있다.

Suggested Reading

- Brandt T, Kugler G, Schniepp R, Wuehr M, Huppert D. Acrophobia impairs visual exploration and balance during standing and walking. Ann N Y Acad Sci 2015;1343:37-48.
- Teggi R, Comacchio F, Fornasari F, Mira E. Height intolerance between physiological mechanisms and psychological distress: a review of literature and our experience. Acta Otorhinolaryngol Ital 2019;39:263-8.

CHAPTER 12 Cognitive function on posture and gait

인하대 김규성

01 인지기능과 인지기능저하: 노화의 영향

인지기능(cognitive function)이란 넓은 의미로 사물과 현상을 이해하고 판단하고 추론하는 등의 지적기능 전반을 포괄하며, 명확히 정의되어 있지는 않다. 반면 인지기능저하는 여러 학문 분야에서 각각 중요하게 다루는 영역에 차이가 있으며, 이는 마치 인간의 공간인식기능의 범위와 영역이 명확치 않은 상태에서 공간부정위(spatial disorientation)에 대하여 여러 관점에서 연구가 이루어지는 것과 마찬가지이다.

인지기능은 인간의 감각을 통해 외부에서 들어온 정보를 활용하여 인지하고 학습하며 발달하는 고위뇌기능으로서, 그 분류는 크게 기억, 수행, 언어, 판단으로 나눌 수 있다. 이를 통하여 자신과 사물이 처한 상황을 인식하고, 의사소통의 수단으로 언어를 자유롭게 구사하며, 현상을 기억하고 학습하고 이를 바탕으로 문제해결을 위한 사고(思考)를 하는 지적 능력을 총칭하는 개념이 인지기능이라고 할 수 있다. 따라서 기억, 학습, 수행, 언어, 사고 및 판단을 다루는 뇌과학, 행동과학, 심리학 등의 개별 학문 영역에서 '인지 또는 인지기능'이라는 용어를 자주 사용하게 되지만, 그 보다 일반적으로는 총체적 인지장애의 형태로 발현되는 치매(dementia), 즉 알츠하이머병이나 경도인지장애 등에서 사용되는 빈도가 더 많다.

인지장애는 물건, 시간, 인물을 구별하지 못하고, 기억력 장애, 판단, 학습, 언어 등 전반적 고위뇌기능에 장애로 나타나는 총체적 발현으로 볼 수 있지만, 그 장애를 보이는 뇌의 기능을 '인지 기능'이라고 표현한다. 인지 기능의 저하는 이해력과 판단력, 기억력이나 언어이해능력 등 인지기능에 관한 능력이 저하되어 있는 상태를 의미한다. 인지기능이 저하되며 이 상태가 일상 생활에 현저한 지장을 미치는 상태가 서서히 시작되고 지속되는 것이 통상 6개월 이상 경과하면 '치매'라고 진단할 수 있다. 참고로 치매의 진단기준은 미국정신과학회의 DSM-IV (diagnostic and statistical manual of mental disorder, 4th edition) 진단 기준이 널리 활용되고 있다.

인체의 노화와 함께 다양한 기능의 저하가 나타나지만 그 중 인지기능의 저하는 개인차가 크다는 특징이 있다. 이것은 유전적요인, 스트레스, 섭식, 수면, 운동을 포함한 각종 생활 습관, 성격 등의 내재적인 요인 외에도 고령이 될 때까지 오랜 세월 동안 살아오면서 축적된 교육, 직업, 취미, 주변 관계 등 사회적 요인이라고 부를 수 있는 다양한 요인이 영향을 주고 있기 때문으로 생각되고 있다.
인지기능에 미치는 노화의 영향은 인지기능을 활용하는 능력의 각각의 요소에 따르며, 시냅스 결합을 통한 신경회로의 추가적 형성이 멈추는 사춘기 이후에는 교육과 학습 등의 사회 문화적 경험을 통해 발달한 인지능력은 학습을 통하여 축적되어 기존에 존재하는 신경회로를 강화시킨다. 이는 노화에 의한 영향이 상대적으로 적어 소위 '노인의 지혜'라는 형태로 활용되는 부분이 된다. 한편, 새로운 조건에 적응하기 위하여 필요한 인지기능의 경우 노화와 함께 그 기능이 더 저하되어 새로운 조건에 대한 능력은 더 많이 떨어지게 되며, 또한 전반적 뇌기능에서 신경의 신호 처리 속도가 노화에 의하여 지연되어간다.

노화에 의한 인지기능의 저하는 각각 주의력, 언어능력, 시공간기능(visuo-spatial function), 기억력, 실행능력(executive function)으로 나누어 평가할 수 있으며, 각각의 부분에서 노화가 영향을 미치게 된다. 기억력 장애는 이른바 '건망증'으로서, 겪은 일의 일부를 잊거나 망각에 대한 자각이 있는 경우는 젊은이에서도 나타날 수 있는 생리적인 경우로 볼 수 있는 데 반하여, 인지기능 저하의 일부라고 할 수 있는 병적 건망증의 경우는 기억 그 자체를 잊어버리고 본인은 그 망각에 대한 자각이 없다는 특징을 가지고 있다. 언어능력의 경우, 듣고 말을 하는 부분으로 나누어서 각각 들은 언어를 이해하거나 대답으로 실행하는 부분의 장애인 운동성, 감각성장애와 달리, 인지기능 저하에 의한 것은 말을 하더라도 상황에 맞지 않거나 내용을 이해하지 못하고 말하는 경우이다. 또한, 말초 감각기능의 저하를 보이지 않으나 사물을 인식하지 못하고 평소 익숙한 공간을 모르게 되는 시공간기능장애나 일상에서 통상적인 행동을 수행하지 못하는 상태 등이 발현될 수 있다.

02 인지기능과 자세, 보행

자세, 보행을 포함한 모든 동작은 인체의 평형감각 및 운동기능에 의하여 작동되며, 이는 공간에 대한 인식을 바탕으로 자기의 위치를 파악하는 것에서 기반하는 정위우선원칙(orientation-first principle)에 근거한다. 공간에 대한 정위(定位)란

공간인식 또는 공간에 대한 방향감이라고 할 수 있으며, 자신이 위치하는 공간에 대한 인식이며 서로 다른 감각, 운동 및 중추신경계가 관여하는 기능이다. 공간부정위(spatial disorientation)는 지각장애의 일종으로서 공간지각장애로 표현할 수 있으며, 배경, 모양의 인지 등 시지각장애를 위주로 한 것과, 공간관계 및 거리지각 등 시공간지각장애의 형태로 나타난다.

시지각은 시각을 통한 기본정보를 중추신경계가 통합하여 인지기능으로 전환시키는 것으로 동안운동, 시야 및 시각집중과 시각탐색, 형상인식, 시각기억 을 거쳐 고위뇌기능인 시지각으로 완성되는 것이다. 시지각 이상에 의한 평형감 각장애는 시운동성자극이나, 주변환경의 이동을 자신이 반대방향으로 이동하는 것과 같은 수동감각으로 착각하여 인식하는 벡션(vection) 및 삼차원 시뮬레이션(cybersickness, 가상공간멀미)과 같이 전정기관에 자극이 가해지지 않는 상황에서 오직 시자극에 의해서만 유발되는 이상 공간감각이 있으며, 시공간지각 이상은 차멀미, 뱃멀미, 우주멀미 등과 같이 시자극에 더하여 통상적이지 않은 가속도 자극이 전정기관 더해져 감각불일치에 의하여 발생되는 형태가 있다. 시지각에 대한 고위뇌기능 장애가 있을 때 직립 및 보행, 공간지각력에 이상이 발생하고, 경증의 시공간장애는 일상생활 및 업무, 운전 등에 부분적 장애를 일으키는 반면, 심한 시공간 기능장애는 한쪽 사물에 무관심, 거리판단 등에 장애를 일으키고 이를 편측 공간무시(spatial hemineglect)라 한다. 이는 통상 외상이나 뇌졸중 등에 의한 우측 대뇌의 손상에 의하여 유발되고, 이는 시각 도메인의 문제가 아니라 우측 대뇌 중 특히 두정엽 및 전두엽의 병변으로 인하여 좌측 사물에 대한 시각 처리 및 주의 집중 불능에 의한 비대칭적 공간인지를 나타내는 것이다. 즉, 시각, 청각, 체성감각과 같은 말초 감각자극의 입력 문제가 아니고, 입력된 시각 자극의 처리기능 부전에 의하여 발생된다.

한편 공간인식의 이상을 유발하는 전정실인증(vestibular agnosia)은 청각이나 시각실인증과 달리 개념이 명확치 않다. 청각피질은 측두엽에, 시각피질은 후두엽에 비교적 명확한 반면 전정피질의 경우 후섬엽(posterior insula)을 중심으로 전두엽, 두정엽, 측두엽, 섬엽에 걸쳐 존재하고, 청각 및 시각과 달리 평형장애는 순수한 전정지각이 아니고 시각 및 체성감각을 포함하는 복수의 기능이 간여하기 때문에 정상인에서 연구가 진행되어 있지 않다. 한편 순수한 전정자극인 온도안진의 발현에도 불구하고 주관적 어지럼을 느끼지 않는 nystagmus-sensation dissociation이 전정실인증의 발현으로 보고, 두정엽 및 측두엽의 전정피질의 손상이 있는 뇌졸중환자에서 전정실인증의 증명을 시도한 바 있다. 전정기능 장애에 의한 어지럼과 인지기능의 상관관계에서 2008년도 미국의 National Health Interview Survey에서 8.4%의 공통유병률을 보였으며, 기억력, 집중력, 판단력,

착각 등 인지기능의 장애 이 외에도 우울증, 분노, 공황 등의 정신적 문제에서 유의하게 높은 유병률을 보였으며, 이는 전정계가 해마, 편도 및 넓은 전정피질과 광범위한 연결성을 가지고 있기 때문에 전정기능의 장애가 인지, 정신적 기능장애로 이어지는 것으로 결론내 렸다. 한편 시지각 인지기능장애가 평형기능장애에 의한 어지럼의 감수성을 강화시켜 주관적 어지럼의 강도를 증가시키는 것을 확인한 연구가 있으며, 이와 같이 전정장애-인지기능장애의 선후 인과관계와 무관하게 전정장애에 의한 어지럼, 보행장애 환자에서 전정재활치료에 의하여 인지기능의 향상을 보고한 연구가 있다.

국소적 신경기능 이상을 보이는 중등도 이상의 외상성뇌손상과 달리 경도 외상성뇌손상(mTBI)은 회백질 이상과 미만성축삭손상으로 인하여 지속적 공간인식 기능장애를 보인다. 전정증상을 호소하는 환자의 경우 해부생리학적으로 대뇌반구, 소뇌, 뇌간을 포함하는 중추신경계회로 이상을 시사하는 영상소견을 보이며, 이를 평가하기 위하여 안구운동과 신경이과적 접근이 임상적으로 매우 중요하다. 시각-전정상호작용은 공간인식에 필수적인 부분으로, 시각-전정 정보가 일치하지 않는 경우 후섬이랑(posterior insular gyrus)과 가로측두(transverse temporal areas), 소뇌편도(cerebellar tonsil), 띠다발이랑(cingulate gyrus)과 내이마이랑(medial frontal gyrus)의 활성이 증가하며, 반대로, 시각-전정 정보가 일치하는 경우 일, 이차 시각피질이 활성화되었다. 이는 시각과 전정 입력 정보가 일치하지 않는 경우 시각과 전정감각 통합을 위하여 전정피질이 활성화됨을 시사한다.

Suggested Reading

- Michael Strupp, Ulrich Büttner, Bernard Cohen Basic and Clinical Aspects of Verti- go and Dizziness, Volume 1164 ; 263
- Bigelow RT, et al. Vestibular vertigo and comorbid cognitive and psychiatric impairment: the 2008 National Health Interview Survey J Neurol Neurosurg Psychiatry 2016;87:367-72.
- Tsuji M, et al. Clinical Study of the Vestibular Cortex and Vestibular Agnosia, Equilibrium Res 1996;55:38-43.
- Lee HW. Dizziness in patients with cognitive impairment Journal of Vestibular Research 2020;30:17-23.
- Sugaya N, et al. Changes in cognitive function in patients with intractable dizziness following vestibular rehabilitation Scientific Reports 2018;8:9984
- Jeong SH. Dizziness in Traumatic Brain Injury: Visual-Vestibular Dysfunction; Neurotological Approach Res Vestib Sci 2019;18:27-31.

CHAPTER 13 Assistive devices for the prevention of falls

가톨릭대 서재현, 한재상

01 서론

낙상은 노인과 보행장애 환자에게 흔하게 발생하며, 특히 노인 인구에서 낙상은 치명적일 수 있다. 낙상으로 인한 대퇴부 골절, 척추 골절, 머리 손상과 같은 신체적 손상은 사망으로 이어질 수 있을 뿐만 아니라, 낙상에 대한 두려움은 신체활동을 감소시켜 이로 인한 낙상 위험성이 높아지게 되는 악순환이 발생하기도 한다.

낙상을 위한 일반적인 생활 수칙으로는 적절한 강도로 규칙적인 운동하기, 과도한 약물복용을 삼가고 복용 약물에 대한 의사의 확인 받기, 미끄럼 처리가 된 신발 착용하기, 본인 발에 꼭 맞는 양말과 신발 착용하기, 실내 조명을 밝게 하기, 시력이 나쁜 경우 본인에게 맞는 안경 착용하기, 실내에 위험한 환경이나 인테리어 없애기 등이 있다. 특히 낙상을 예방하는 데 도움이 되는 여러 보조 기구를 사용할 수 있는데, 이러한 낙상 방지 보조 기구는 가정이나 요양병원에 갖추고 사용할 수 있는 기구와 보행 중 낙상 방지를 위해 사용할 수 있는 보행보조기가 있으며, 최근에는 첨단 기술이 적용된 새로운 낙상방지용 기기가 계속 개발되고 있어 이에 대해 소개하고자 한다.

02 가정용 보조 기구(Home devices)

가정은 낙상이 가장 많이 발생하는 장소이므로 낙상 고위험군에게 가정용 낙상 예방 보조 기구는 적절하게 사용되어야 하지만, 낙상 방지 보조 기구가 널리 보급된 미국과 우리나라의 주거 문화는 많이 다르므로 우리나라 가정에서 활용할 수 있는 낙상 방지 보조 기구는 상대적으로 제한적이다. 아파트 또는 마당이 별로 없는 단독주택에 거주하는 경우가 많은 우리나라에서 적용 가능한 보조 기구는 다음과 같다.

2-1 침실에서 적용 가능한 낙상 방지 보조 기구

1) 침대 안전가드 손잡이(그림 13-1A)
2) 침대 밑 바닥의 미끄럼 방지 패드(그림 13-1B)
3) 낙상 사고 예방을 위한 침실의 고려사항: 낮은 높이의 침대 사용을 권장하고, 침대 주변에 가구를 배치하지 않으며 부득이한 경우 모서리에 패드를 부착하여 충돌 시 충격을 완화하도록 조치한다.

2-2 욕실에 적용 가능한 낙상 방지 보조 기구

1) 미끄럼 방지 욕실매트: 변기 주변 및 욕조 주변
2) 손잡이 및 안전바: 변기 및 욕조에 설치(그림 13-1C)
3) 미끄럼 방지액 또는 넌슬립 코팅제: 욕실 타일 및 화장실 타일에 칠하는 미끄럼 낙상 방지액(그림 13-1D)
4) 욕조용 미끄럼 방지 테이프 또는 매트(그림 13-1E)

03 병원용 보조 기구(Hospital devices)

낙상은 병원에서 발생하는 가장 흔한 안전사고로서, 병원 낙상 사고의 30~50%에서 신체 손상이 발생하고 약 1~3%에서는 골절이 발생한다. 또한 낙상에 따른 정신적 스트레스와 두려움을 호소하게 되어 활동량이 저하되고 재원 기간이 길어지는 문제가 동반된다.

병원에서 발생할 수 있는 낙상을 예방하기 위해서는 단편적인 활동보다는 다각적인 접근이 필요하다. 따라서 병원 내 낙상 사고를 줄이기 위해서는 낙상 위험 요인에 대한 사전 평가와 보행보조기, 신발, 안경, 보청기와 같은 여러 보조 장치의 사용, 그리고 낙상을 예방할 수 있는 병원 내 시설이 종합적으로 고려되어야 할 것이다. 기본적으로 병원용 낙상 예방 기구는 가정용과 비슷하나 추가적으로 필요한 보조 기구는 다음과 같다.

3-1 사이드 레일(Side rails)

사이드 레일(그림 13-2A)은 환자가 침대에서 떨어지는 것을 방지하는 목적으로 사용된다. 그러나 효용성에 대해서는 아직 논란의 여지가 있으며, 무분별한 사이드 레일의 사용은 환자의 신체활동을 제한할 수 있다는 부정적인 점도 있으므

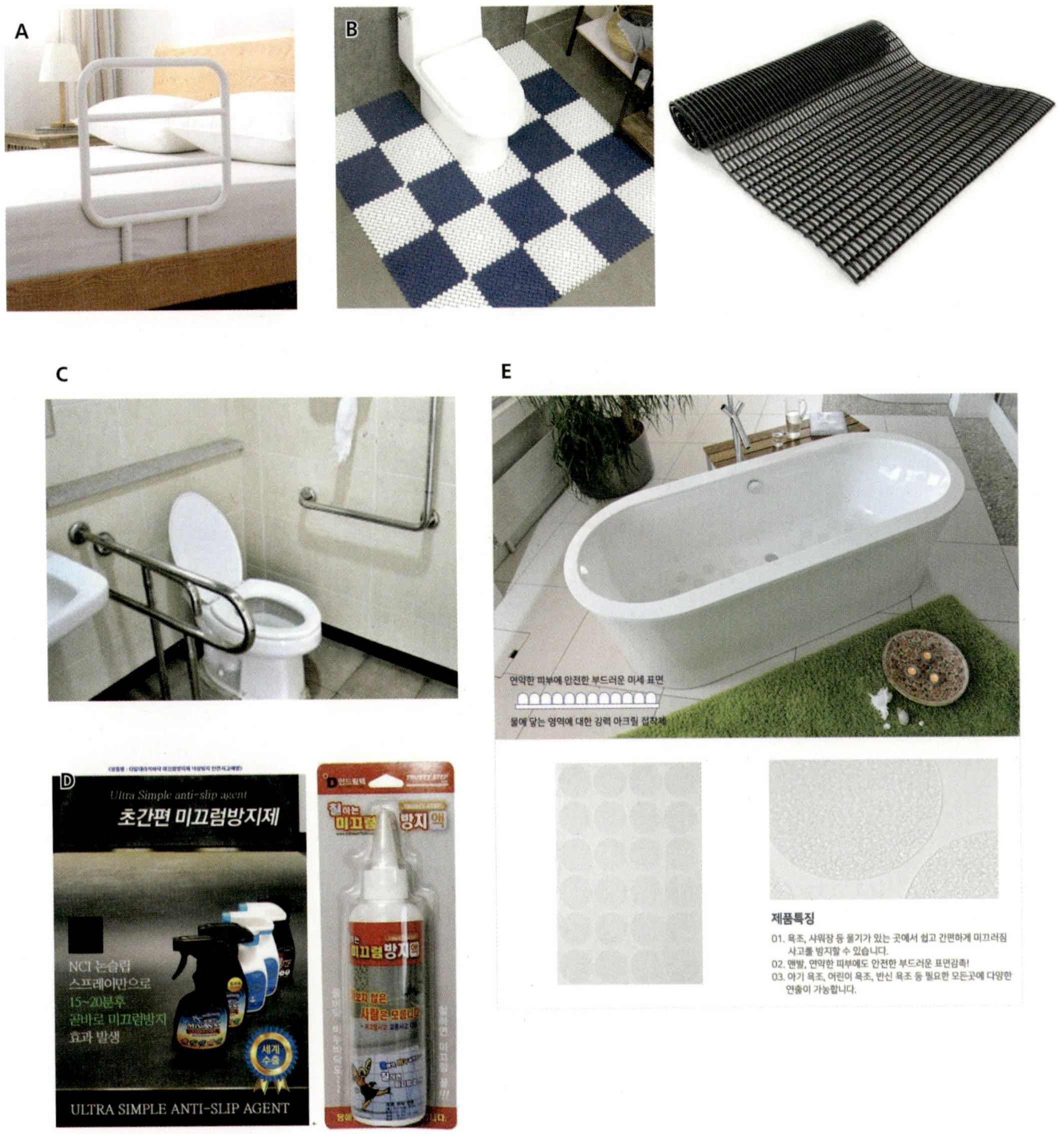

그림 13-1 가정용 보조 기구
(A) 침대 안전가드 손잡이
(B) 침대 밑 바닥의 미끄럼 방지 패드
(C) 변기 및 욕조의 손잡이 및 안전바 설치
(D) 미끄럼 방지액과 넌슬립 코팅제
(E) 욕조용 미끄럼 방지 테이프 또는 매트

A

B C

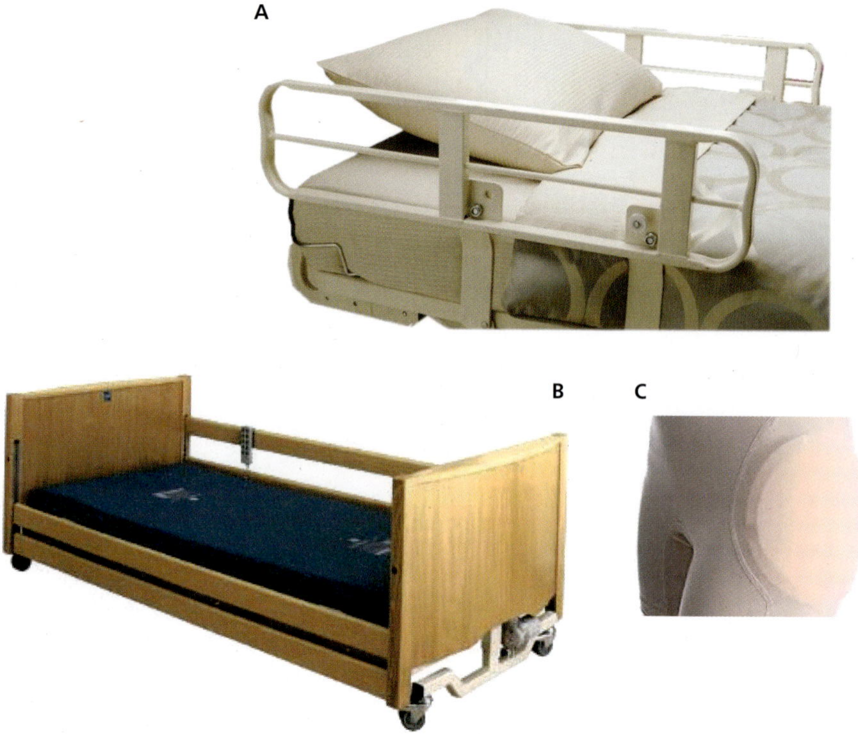

그림 13-2 병원용 보조 기구
(A) 사이드 레일 side rails
(B) 낮은 침대 low-low beds
(C) 엉덩이 보호대 hip protector

로 모든 환자에게 일률적으로 사이드 레일을 사용하도록 하는 것은 부적절하다. 사이드 레일의 높이 또한 환자에 따라 달라져야 한다. 예를 들어 사지마비 환자에게는 사이드 레일이 불필요하게 높을 수 있고, 사이드 레일을 넘어가려고 할 수 있는 치매나 섬망이 있는 환자들에게는 너무 낮을 수 있기 때문이다. 이뿐만 아니라 사이드 레일에 목이나 신체가 걸려서 심각한 안전사고가 발생한 보고가 있기 때문에 움직임이 제한적인 환자에 대해서는 사이드 레일 안쪽으로 매트리스와 같은 안전장치를 추가하는 것이 필요하다.

3-2 신체 결박 장치(Body restraints)

환자의 안전이나 치료를 위해 부득이하게 적용되어야 하는 경우에만 신체 결박이 허용되어야 하며, 단지 낙상 예방 차원에서 이용되는 것은 바람직하지 않다.

3-3 알람 장치(Patient alarms)

알람 장치는 낙상 발생 후 즉각적인 조치가 가능하도록 병실, 화장실 등에 접근이 용이한 위치에 설치되어야 한다. 그러나 이러한 알람 장치는 낙상 후 조치에는 효과적이나 낙상 예방의 측면에서는 효과가 제한적이기 때문에, 최근 침대나 의자에서 환자의 움직임을 감지하여 의료진에게 경보를 울려 낙상 발생 전에 적절한 조치를 취할 수 있도록 하는 장치들이 개발되고 있다.

3-4 낮은 침대(Low-low beds)

병원에서 가장 흔하게 사용되는 침대는 high-low 형식으로 상체의 높이를 조절할 수 있도록 되어 있다. high-low 침대는 비교적 높이가 높으며, 침대의 높이가 높아질수록 낙상에 의한 손상이 클 수 있기 때문에 고위험군 환자에게는 침대의 높이를 지면에 가깝게 하는 low-low 침대가 도움이 될 수 있다(그림 13-2B). 그러나 low-low 침대는 환자가 일어나는 것이 더 힘들기 때문에 활동량이 줄어들 수 있다는 단점도 있어 사지 마비 환자와 같이 자발적인 활동을 할 수 없지만 낙상 위험이 큰 환자에게만 제한적으로 사용하는 것이 적절하다.

3-5 엉덩이 보호대(Hip protector)

노인 환자에서 낙상으로 인한 고관절 골절은 매우 치명적일 수 있다. 따라서 위험성이 높은 환자에 대해서는 예방적으로 엉덩이 보호대를 착용하는 것이 고려될 수 있다(그림 13-2C).

3-6 병원 환경 조성

낙상 예방을 위해서는 적절한 병원 환경이 조성되어야 한다. 바닥은 미끄러지지 않는 재질이어야 하고 물이나 소변은 즉시 닦아야 한다. 시각 장애가 있는 환자에게 혼돈을 야기할 수 있는 패턴의 바닥은 피해야 하며 계단은 눈에 잘 띄도록 해야 한다. 환자 이동 통로에는 손잡이가 준비되어 있어야 하고, 보행보조기는 사용하기 쉬는 곳에 준비되어 있어야 한다. 조명도 중요한데 너무 환해서 시야를 방해하지 않아야 하며, 야간 조명이 지속적으로 있어야 하고, 특히 화장실로 가는 통로에는 조명이 필수적이다. 화장실에는 낙상 예방 장치와 알람이 준비되어 있어야 하고, 낙상 사고 발생 시 의료진이 즉시 발견할 수 있도록 간호사 스테이션은 병실을 잘 감시할 수 있는 위치에 있어야 한다.

04 보행보조기(Ambulation aids)

보행보조기는 일상생활에서 이동을 용이하게 하고 균형을 유지하는 데 도움이 되도록 사용되며, 지팡이(cane), 목발(crutch), 워커(walker) 등이 대표적이다. 지팡이는 미국에서 4백만 명 이상이, 워커는 150만 명 이상이 사용하고 있다는 보고가 있을 정도로 보행보조기는 폭넓게 사용되고 있으며, 고령화로 인하여 사용자 수는 계속 증가될 것으로 생각된다. 이러한 보행보조기의 사용은 사용자가 독립적으로 일상생활을 지속할 수 있도록 하여 육체적, 정신적 건강에 도움을 줄 수 있지만, 몇몇 연구에서 보행보조기가 오히려 낙상의 위험성을 높인다는 연구 결과도 있어 보행보조기에 대한 충분한 이해와 적절한 교육이 선행되어야 할 것으로 생각된다.

4-1 보행보조기의 기전

보행보조기를 사용함으로써 얻을 수 있는 장점은 1) 생체역학적 안정화(biomechanic stabilization), 2) 하체의 무게 부담 감소(reduction of lower-limb loads), 3) 보행 중 추진 및 정지에 도움(propulsion and braking duration gait), 4) 체성감각의 증진(augmentation of somatosensory cues)이 있다. 그러나 보행보조기의 사용이 환자의 주의력과 신체 에너지를 많이 사용하게 하고 균형을 잃었다가 자세를 바로 잡을 때 오히려 방해가 될 수 있어 보행 낙상의 위험성이 더 높아질 수 있다는 보고가 있다. 따라서 보행보조기는 낙상 예방과 보행 재활에 도움이 될 수 있는 환자에게 선택적으로 사용되어야 한다.

4-2 올바른 보행보조기의 사용

보행보조기를 처방 받은 후 약 절반 정도의 사람들이 사용에 불편함을 호소하거나 사용을 중지했다는 보고가 있는데, 이는 부적절한 보행보조기의 선택, 불충분한 사용자 교육, 그리고 처방되지 않은 보조기의 무분별한 사용에 기인한다. 또한 부적절한 보조기 사용이 오히려 낙상을 유발할 수도 있기 때문에 적절한 보행보조기의 선택과 올바른 사용법 교육이 반드시 선행되어야 한다.

일반적으로 보행보조기를 처방할 때에는 다음과 같은 사용중 유의사항에 대한 교육이 필요하다.

1) 바닥에 미끄러질 수 있는 깔개 등을 치우고 보행에 방해가 되는 물건을 없앤다.

2) 계단에서 보행보조기를 사용하지 않도록 하며 만약 복층 구조일 경우 각 층에 보행보조기를 따로 준비한다.
3) 의자에서 일어날 경우 보조기에 의지하여 일어나지 않도록 해야 한다.
4) 젖은 바닥에서 보행보조기를 사용하지 않는다.
5) 미끄러지지 않는 양말이나 신발을 착용한다.
6) 주기적으로 보행보조기의 상태를 점검한다.

4-3 지팡이(Canes)

지팡이는 경증 또는 중등도의 신체활동 제한이 있는 경우 우선적으로 고려할 수 있는 보행보조기이다. 특히 자세 감각을 증가시켜 균형 장애가 있는 사람에게 효과적인 보조 기구가 될 수 있다. 지팡이는 손잡이(handle), 몸통(shaft), 지지대(base)로 구성되어 있으며 보통 나무나 알루미늄 재질이 흔하게 사용되지만 나무는 내구력이 약한 단점이 있기 때문에 알루미늄으로 제작된 것이 선호된다. 지팡이의 팁은 미끄러지지 않도록 2~5 cm 정도 높이의 고무 재질로 된 것이 안전하며 손잡이는 위급 상황에서 놓치지 않도록 T자 또는 C자형 모양이 좋다. 지지대의 모양에 따라 한 발 지팡이(single-point cane)와 세 발 또는 네발 지팡이(tripods or quad cane)로 나눌 수 있는데 한 발 지팡이는 상대적으로 보행속도가 빠르고 산소 요구량이 적지만 불안정하므로 낙상 위험이 적고 활동량이 많은 비교적 건강한 사람에게 추천되고, 네 발 지팡이는 상대적으로 안전성이 높으나 보행속도가 늦고 산소소모량이 많아 비교적 낙상 위험성이 높은 사람에게 추천된다(그림 13-3).

지팡이의 높이가 너무 높거나 낮으면 균형을 잡는 데 방해가 될 수 있으므로 적절한 높이로 사용하는 것이 중요한데, 사용자가 서있는 자세에서 지팡이의 팁에서부터 넓적다리 큰돌기(greater trochanter)의 높이까지가 적절한 지팡이의 높이가 된다. 또한 시간이 지날수록 사용자의 키나 자세가 변할 수 있으므로 주기적으로 높이를 점검하는 것이 필요하다. 지팡이를 사용하는 손은 상황에 따라 다르기 때문에 사용자에 따른 적절한 교육이 필요한데, 편측마비(hemiplegia)가 있는 경우에는 마비가 없는 쪽 손으로 지팡이를 사용하여 마비가 있는 다리와 지팡이가 동시에 앞으로 나갈 수 있도록 해야 하며, 계단을 오를 때는 건측 다리를 먼저, 내려갈 때는 환측 다리와 지팡이가 동시에 앞으로 나가도록 교육해야 한다. 고관절 통증이나 엉덩이 근육의 약화로 지팡이를 사용하는 경우에는 건측에 지팡이를 사용하고, 무릎 문제로 지팡이를 사용하는 경우에는 환측에 지팡이를 사용하여야 한다.

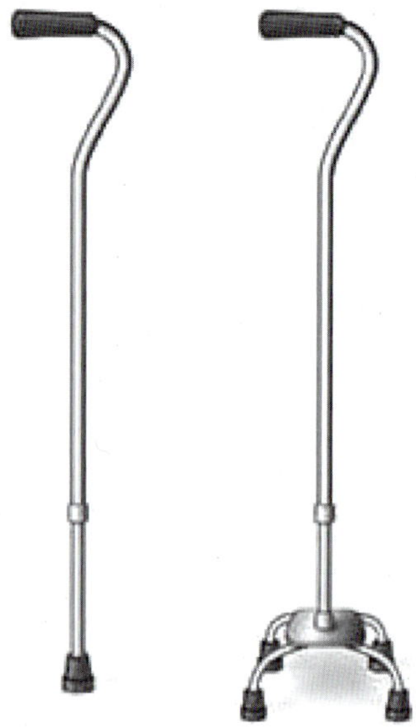

A B

그림 13-3 지팡이의 종류
(A) 한 발 지팡이 single-point cane
(B) 네 발 지팡이 quad cane

4-4 목발(Crutches)

목발의 종류에는 겨드랑이(axillary) 목발, Lofstrand 목발, Canadian elbow extensor (triceps) 목발, forearm support (platform) 목발 등이 있다(그림 13-4). 가장 흔하게 사용되는 겨드랑이 목발의 경우, 높이는 서있는 자세에서 겨드랑이 앞주름부터 새끼발가락에서 6인치 외측의 점을 이은 길이가 적당하다. 손잡이의 위치는 높이가 결정된 목발을 발 외측 3인치 정도에 위치시킨 상태에서 결정해야 하는데, 팔꿈치를 30도 정도 구부리고 손목은 최대한 신전한 뒤 주먹이 있는 곳으로 결정하면 된다.

특수한 경우를 제외하고는 목발은 양측으로 사용해야 한다. 목발의 원리는 지팡이와 비슷하지만 지팡이가 체중의 20~25%만 지지하는 것과 달리 약 80%의 하중을 지지하기 때문에 상체의 근력이나 관절의 가동범위가 충분해야 더 효과적이다. 따라서 균형 장애가 있는 경우보다는 하체의 무게 부하를 줄이기 위한 용도로 사용하는 것이 바람직하다.

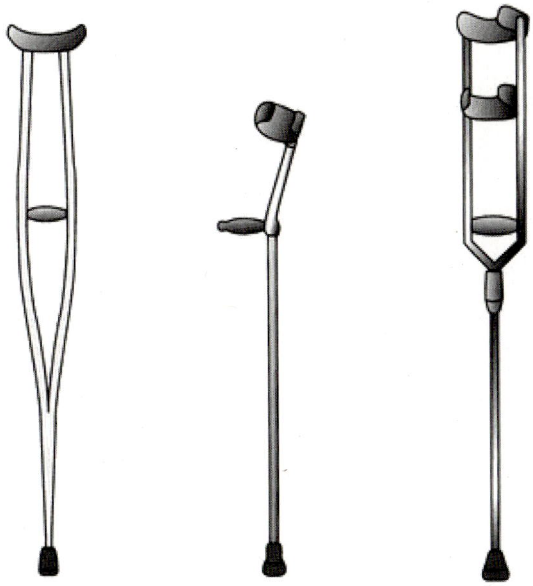

그림 13-4 목발의 종류
(A) 겨드랑이 목발
(B) Lofstrand 목발
(C) Canadian elbow extensor 목발

4-5 워커(Walkers)

워커는 지팡이나 목발에 비해 지지면이 넓어 안전성이 더 높기 때문에 심한 감각장애, 보행실조 상태, 그리고 낙상에 심한 공포가 있는 경우 사용하게 된다.

환자의 12인치 정도 앞에 워커의 앞부분이 위치하도록 하고, 워커의 높이는 환자가 서있는 자세에서 어깨를 이완하고 팔꿈치를 20도 정도 구부렸을 때의 높이에 맞추는 것이 좋다.

적절한 사용을 위해서는 워커를 지지하는 손과 팔의 충분한 근력이 필요하며, 상지 근력이 약해 워커를 전진시키기 어려운 사용자들은 앞 다리에 바퀴가 있는 워커를 사용할 수 있지만 안전성이 떨어지기 때문에 주의가 필요하다. 특히 과체중 환자의 경우에는 무게가 앞으로 쏠려 앞으로 미끄러질 수 있으므로 사용하지 않는 것이 좋다.

또한 롤레이터(rollator)는 보행시 워커를 들지 않아도 되기 때문에 근력과 균형 감각이 상대적으로 적게 요구되나 바퀴가 미끄러질 수 있으므로 낙상의 위험이 높아 각별한 주의가 필요하며 반드시 제동장치를 적절하게 사용할 수 있어야 한다(그림 13-5).

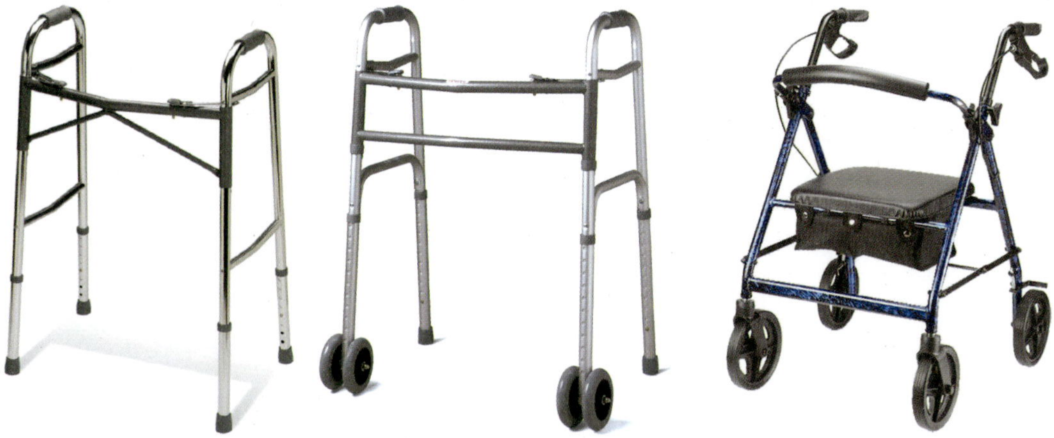

그림 13-5 워커의 종류
(A) 바퀴가 없는 형태의 워커
(B) 앞 다리에 바퀴가 있는 형태의 워커
(C) 롤레이터 rollator

05 낙상 예방 기구의 미래(New technologies)

낙상에 취약한 고령 인구가 지속적으로 증가함에 따라 낙상을 예방하기 위한 많은 신기술들이 개발되고 있다. 낙상으로 인한 고관절 골절을 예방하기 위한 웨어러블 힙에어백 등도 개발되고 있는데 낙상을 감지하면 즉시 에어백이 나와 엉덩이 부분을 보호하여 골절을 예방할 수 있다. 독거노인의 경우에는 낙상 사고 발생 시 적절한 조치를 받을 수 없을 수 있기 때문에 빠른 낙상 사고 감지가 필수적이다. 따라서 최근 사물인터넷(Internet of Things, IoT) 기술을 접목하여 낙상을 자동 감지하여 자동으로 응급연락을 해주는 모니터링 서비스가 개발되고 있으며, 더 나아가 낙상을 감지하고 조치할 수 있는 로봇의 개발도 지속적으로 이뤄지고 있다.

06 결론

낙상은 침대에서 일어날 때 가장 많이 일어나며, 그 외에 화장실 등 미끄러운 실내 공간에서 일어날 위험이 높다. 따라서 가정이나 요양 시설에서는 낙상 위험이 높은 침대 주변과 화장실에 보조 기구를 적절히 설치하여 낙상의 위험을 최소화해야 할 것이다. 또한 낙상의 위험을 줄이려면 적절하고 규칙적인 운동과 신체 활동이 중요한데, 여러 보행보조기의 사용 요령을 알고 적절히 활용하여 안전하게 신체 활동을 하는 것이 필요하다. 최근에는 IoT 기술과 웨어러블 기기의 발달, 그리고 로봇과학의 발달로 인하여 낙상의 위험을 조기에 감지하고 예방하는 첨단기기 및 시스템이 개발되고 있어, 이러한 기술의 발달이 낙상을 예방하는 데 도움이 될 것으로 기대되고 있다.

Suggested Reading

- Oliver D, Healey F, Haines TP. Preventing falls and fall-related injuries in hospitals. Clin Geriatr Med. 2010;26(4):645-692.
- Bateni H, Maki BE. Assistive devices for balance and mobility: benefits, demands, and adverse consequences. Arch Phys Med Rehabil. 2005;86(1):134-145.
- David X. Cifu. Braddom's Physical Medicine and Rehabilitation. 5th ed. Philadelphia, USA. Elsevier. 2015. p. 269-273
- Walter R. Frontera, Joel A. DeLisa, Bruce M. Gans et al. DeLisa's Physical Medicine and Rehabilitation: Principles and Practice. 5th ed. Philadelphia: Lippincott Williams & Wilkins Health, 2010. p.2078-2080

평형기능 자세와 보행의 이해

CHAPTER 14 Application of wearable devices for patients with falling tendency

고신대 이환호, 김창회

01 서론

인간의 걸음걸이 분석을 스포츠, 재활, 건강 진단에 이용하기 위해 많은 연구가 진행되어 왔다. 의학적 관점에서는 1) 다발성 경화증, 파킨슨병 같은 신경학적인 질환 2) 심장질환 등의 전신질환 3) 뇌졸중 이후의 보행장애 평가 4) 노화에 의한 질환 등에서 시간경과에 따른 질환의 상태, 병의 조기진단, 합병증 진단, 치료에 도움을 주기 위해 보행 분석이 되고 있다. 보행 분석을 위한 장비는 비-웨어러블 센스, 웨어러블 센서에 의한 측정 장비로 분류할 수 있다. 비-웨어러블 센서 시스템은 제한된 검사 공간 속에 설치된 센서가 대상자가 보행을 하는 동안에 동작 정보를 획득하는 시스템이다. 반면 웨어러블 센서 시스템은 공간의 제약 없이 대상자의 신체에 착용 된 센서의 움직임으로 정보를 획득한다. 그리고 두 시스템이 혼합된 형태의 융합시스템도 사용되고 있다. 비-웨어러블 센서 시스템의 보행분석기기는 센서가 설치되는 고정된 공간이 필요하지만 웨어러블 센서 시스템은 가속도센서, 각속도센서, 근전도센서, 자력계, 힘센서, 압력센서, 각도계 등의 센서를 발, 무릎, 허리 등 환자 신체의 다양한 부위에 착용하거나 부착하여 보행이나 운동을 분석하는 것이다. 웨어러블 기기의 가장 강점은 저렴한 가격과 착용이 용이한 점, 실험실 기반이 아닌 실생활에 응용할 수 있다는 점, 장기간의 보행을 기록할 수 있다는 점, 지속적인 보행 장애가 아닌 일시적이고 간헐적인 보행 장애를 측정 할 수 있는 점 등이다.

현재 우리나라는 급속한 고령화 사회로 진행되면서 65세 이상의 노인인구가 전체인구의 14.5%를 차지하면서 낙상을 경험한 노인 비율 또한 25%가 되고 많은 노인들이 낙상의 후유증으로 뇌 손상, 골절, 사망에 이르기도 한다(2018, 통계청). 최근 다양한 웨어러블 센서를 활용한 낙상 감지 및 알림 서비스 등이 사용되고 있지만 낙상을 예방하기 위한 장비와 시스템은 부족한 상태이다. 웨어러블 센서를 이용한 보행 분석은 일상생활에서의 움직임을 측정하는 의료에 많이 적용되고 낙상 예방을 포함한 임상 분야에서 적용 범위를 넓혀 가고 있다.

02 보행 분석의 기초

2-1 보행주기(Gait cycle)

보행은 입각기 안정성을 유지시키면서 신체를 앞으로 움직이는 하지의 되풀이 되는 반복 동작을 말한다. 한쪽 발뒤꿈치가 땅에 닿는 시기에서 반대쪽 발뒤꿈치가 땅에 닿는 시기까지의 동작을 한 발짝이라고 한다. 또한 한쪽 발뒤꿈치가 땅에 닿는 시기로부터 같은 쪽 발뒤꿈치가 땅에 닿는 시기까지의 동작을 한 걸음이라 하고, 이 사이의 거리는 보폭이라 한다. 이때 좌우발사이의 폭을 양발 너비라 하며, 그리고 진행방향과 발의 장축 방향과 이루는 각도를 발목각도라고 한다. 단위시간당 이동량을 보행 속도라 하고 분당 보행 수는 90~120보 정도 된다. 일반적으로 한쪽 하지에 의해 이루어지는 기능적인 반복 주기를 보행주기라고 한다. 보행주기는 입각기(stance phase)와 유각기(swing phase)의 두 단계로 구분하여 설명할 수 있다.

1) 입각기(stance phase)는 보행 전체 주기에서 60%를 차지하며 발이 땅에 닿아 있는 상태로 한쪽 발의 뒤꿈치가 땅에 닿는 시기부터 동측 발가락이 지면을 떠나는 시기까지다. 입각기는 발뒤꿈치 닿기, 발바닥 닿기, 중간 입각기, 발뒤꿈

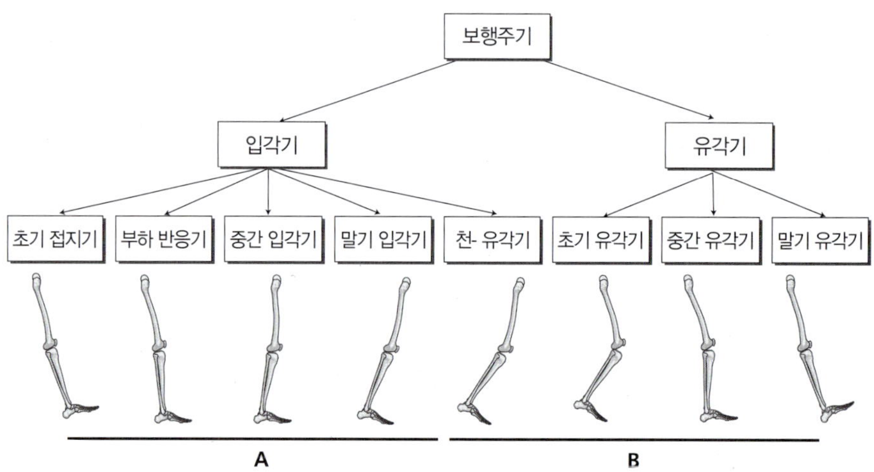

그림 14-1 보행의 단계. A. 입각기; B. 유각기

치 들어올리기, 발끝 밀기로 구성된다.

2) 유각기(swing phase)는 발이 땅에서 떨어져 공중에 있는 시기이며, 보행 주기 전체의 40%에 해당되며 가속기, 중간 유각기, 감속기로 구성된다.

3) 동시 입각기는 양발이 모두 땅에 지지하고 있는 시기이며, 대부분 한쪽발의 뒤꿈치 닿기와 반대발의 발끝 밀기까지이다. 동시 입각기는 보행 속도와 관계가 깊어 속도가 느릴수록 보행 주기 중 동시입각기가 길어지며, 반대로 보행 속도가 빨라질수록 동시 입각기는 줄어든다.

2-2 보행 시공간 계수(Spatiotemporal parameters)

보행에서 관절의 운동성, 근력, 신경 조절, 에너지 사용의 복합성은 보행속도, 활보길이(stride length) 등으로 나타나며 이런 보행의 양적 평가를 하기 위해 동작분석을 하게 된다. 이런 시간과 거리의 요소들은 유각기와 입각기에 결합되어 사람의 보행의 특징을 구성하며 개개인의 기본적인 보행능력을 나타낸다. 이를 보행 시공간계수라고 하고 보행 속도(speed), 걸음 수(cadence), 활보 길이, 걸음 길이(step length), 단하지 지지기(single support), 양하지 지지기(double support), 발끝 밀기 시간(time of toe off) 등과 각각의 변동 계수(coefficient of variation)로 구성되어 있다.

03 웨어러블 보행분석장치의 기계 구성

보행 분석을 위해서 각 분절의 움직임을 정량화하는 운동형상학적(kinematic) 분석, 힘판(forceplate)으로 측정한 지면 반발력과 운동형상학적 데이터를 결합하여 계산하는 운동 역학적(kinetic) 분석, 그리고 각 근육의 활동도를 측정하는 동적 근전도(dynamic EMG) 등을 측정한다. 이중 운동 역학적 분석과 동적 근전도분석은 움직임에 대한 정량화(운동형상학적 분석)뿐만 아니라 보행 이상을 초래하는 병적 상황을 알아낼 수 있는 정보를 제공한다. 전통적인 운동형상학적 보행 분석 연구는 간단한 2차원 비디오 카메라 분석에서 시작되어 여러 개의 고속 카메라를 사용하는 3차원 동작분석으로 발전해 왔다. 광학식 측정 시스템은 신체 움직임을 잘 추적하고 자세한 변인까지 분석할 수 있다는 장점이 있지만, 장비가 고가이고 넓은 공간이 필요하며 검사와 분석에 많은 시간과 전문인력이 필요하다는 단점이 있다. 이에 대한 대안으로 최근에는 다양한 웨어러블 센서 타입의 보행분석장비가 개발되고 있다. 웨어러블 센서 타입의 보행분석장비는 가속도계, 각속도계, 자기저항 센서, 전자 각도계, 감지 섬유, 힘 센서, 근전도(EMG) 센서 등 다양한 유형의 동작 센서와 시스템을 사용한다. 이러한 센서에 기초하여, 여러 유형의 센서의 단일 유형 또는 복합 센서 시스템을 다양한 보행 분석 애플리케이션에 사용할 수 있다. 이러한 동작 센서와 시스템의 기본 원리와 특징은 다음과 같다.

3-1 가속도 센서(Accelerometer)

MEMS (Micro Electro Mechanical Systems)기반의 가속도 센서는 x, y, z 3개의 방향 대한 가속도를 측정하며 결과값의 단위는 g로 표시한다. 정지한 상태에서 중력 가속도를 측정하기 때문에 z축 방향으로 −g만큼의 값만을 나타낸다. 초기 출력은 모두 '0'이라고 가정하고 y축으로 45도 기울여 보면, 기울어진 형태에서 z축, x축 방향으로 똑같은 값의 가속도가 측정되며, 중력방향으로 g가 측정되어 0.707 g만큼 z축과 x축으로 값이 출력된다. 계산은 z축과 x축 값의 비율을 arctan으로 계산하여 기울어진 값을 구한다. 압전(piezoelectric), 압저항(piezoresistive), 용량가속도계(capacitive accelerometers) 3개 유형의 가속도계를 흔히 사용하며 이중에서 압저항(piezoresistive)과 용량가속도계(capacitive accelerometers)는 이중 가속도(dual acceleration components)를 보여주며 안정성이 더 높다. 따라서 이러한 유형의 가속도계는 인간의 걸음걸이에서 동작 상태를 측정하는 데 적합하다. 이러한 가속도계를 발이나 다리에 부착함으로써, 보행 시 발이나 다리의 가속도를 결정하여 보행 분석을 수행할 수 있다.

3-2 각속도 센서(Gyroscope)

3축 각속도 센서는 각속도를 측정하는 단위[degree/sec]를 사용하며, 각속도를 측정하는 장치로서, 각도는 전체 시간에 대한 적분 값을 사용하여 계산한다. 각속도 센서는 각도 비율을 측정하여 걸음걸이 분석에서 인간의 움직임과 자세 측정에 적용할 수 있다. 보행 분석에서 각속도 센서는 일반적으로 가속도 센서와 결합하여 완전한 감지 시스템을 구성한다.

04 웨어러블 장비를 이용한 보행 밸런스의 분석

파킨슨병 환자의 경우 보행 속도, 걸음 수, 활보 길이, 활보 시간, 보폭 같은 중요한 시공간계수가 병의 진행 상태에 따라 변동하는 특징이 있다. 그래서 보행 평가는 파킨슨병 환자에서는 일반적인 질환의 평기 척도에 반영이 된다. 최근의 과학 기술 발달은 웨어러블 장비가 더 적은 비용으로 빠르고 효과적으로 의학적 영역에서 보행 분석이 가능하게 할 것으로 기대한다. 낙상 위험 군에서 관성 센서를 이용하여 특정 움직임을 분석하고 변화를 파악하여 낙상 위험을 포함한 일상 활동을 모니터링 할 수 있다. 가정에서의 낙상은 노인들의 건강에 큰 위험요소가 되며 엄청난 사회적 비용 지출의 원인이 되기 때문에 낙상 위험 추정에 대한 연구는 낙상을 예방하고 적합한 도움을 줄 수 있는 근거가 된다. 많은 연구자들이 웨어러블 센서를 이용한 보행 분석을 기반으로 낙상의 원인, 낙상의 발생 단계, 낙상 감지 알고리즘에 대한 연구 성과를 발표 하고 있다. 이러한 연구결과는 보행 분석용 웨어러블 센서가 일상 생활에서의 낙상 감지 및 낙상 위험 추정에 적용될 수 있음을 보여주고 있다. 낙상 감지 기술에서 낙상 발생 시점에서 가속도, 각속도 센서의 급격한 가속도 이후 일정 시점 동안 변화가 없는 것을 이용하는 임계값을 이용하여 낙상을 판정하는 연구결과들이 있다. 또한 고저의 이동을 감지하는 기압계 센서, 움직임을 감지하는 동작 분석 카메라 등 다양한 센서를 추가하여 정확성을 올리는 연구도 진행되고 있다. 그리고 낙상 위험이 감지된 이후 무선인터넷과 GPS (global positioning system)가 내장된 스마트폰을 이용하여 낙상 발생 시 이의 위치를 추적하는 연구도 진행되고 있다. 그러나 낙상이 발생한 후에 감지하는 기술은 두개 손상, 고관절 손상 등 낙상으로 인한 사고를 사전에 막을 수는 없다. 낙상을 예방하기 위해서는 낙상의 위험이 있는 사람을 감지하는 초기 조치가 필요하다. 낙상위험도를 평가하기 위한 다양한 평가 도구로 균형, 움직임, 육체적 능력(시력, 근력), 인지 지능, 낙상 효능감 평가, 환경평가, 약물사용 등의 확인이 필요하다. 그러나 균형감과 움직임을 평가하기 위한 대표적인 검사인 'Time Up and Go' 검사의 경우 개인마다 편차가 다양하고 낮은 특이도(61~68%)를 보인다. 그래서 낙상 전에 낙상 위험이 높은 노인들을 파악할 수 있는 낙상 전 단계를 예측하는 연구들이 새롭게 시도되고 있다. 낙상 전 단계는 trip (stumble), slip, misstep이 발생하는 상황으로 정의되고 낙상의 위험이 발행하지만 균형을 회복하는 교정 행동에 의해 낙상까지 발생하지 않은 상황을 의미한다. 이러한 낙상 전 단계의 발생빈도가 높은 노인들은 낙상 발생률이 높다는 연구결과들이 있다. 그러나 일상 활동을 하는 노인들의 낙상 전단계를 감지하는 것에 대한 정확도 있는 알고리즘에 대한 연구는 거의 없는 상태이다. 노인들에 대해서는 웨어러블 장비로 낙상 전 단계의 움직임과 나이 또는 만성질환으로 인한 움직임을 구분하는 새로운 알고리즘이 필요하다. 이를 위해 노인들의 일상생활 동작 데이터가 수집이 필요하며 또한 이에 대한 분석 연구도 병행되어야 한다.

낙상 위험을 감지하고 낙상을 예방하기 위해서 향후 이러한 기술들을 이용한 무선 네트워크를 이용한 스마트 홈 기술로 노인과 장애인들의 가정에서의 생활을

지원하고 일상 생활에서 적절한 생활지원 및 건강 모니터링을 제공하는 기술에 이용될 수 있다.

05 상용화된 웨어러블 장비의 예

5-1 Sensoria smart socks®

양말에 압력 센서와 관성측정장치가 부착되며 특수 섬유로 제작되어 나쁜 냄새를 방지하고, 일반 양말처럼 세탁이 가능하다. 블루투스로 연결되는 관성측정장치를 착용하면 보행 횟수, 이동 거리, 보행 속도, 칼로리 소모량, 페이스, 접지 방법, 체중 이동 등을 계산해준다. 발에 하중이 실리는 정도를 분석하여 걸음걸이를 교정할 수도 있다. 특히 당뇨병 환자의 경우 발의 혈행 장애나 당뇨성 신경병증으로 보행 장애가 나타날 수 있는데 Sensoria Socks를 이용하면 발에 걸리는 하중을 계산해 보행 장애를 조기 진단할 수 있다.

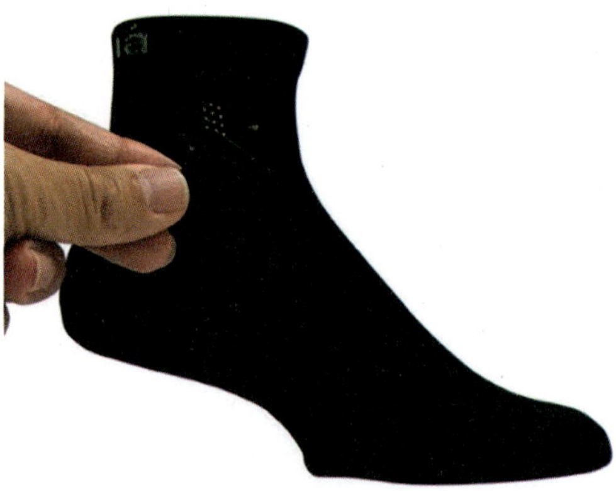

5-2 Moticon® (Feet sensor pad)

이 패드는 훈련과 재활의 목적으로 개발되었으며 각 신발의 패드에 발바닥 압력을 측정할 수 있는 센서가 부착되어있다. 내장된 압력감지센서 및 모션감지 3D 가속도계를 이용하여 압력측정, 무게측정, 밸런스 측정, 모션 측정 등이 동시에 일어난다. 모바일 폰을 이용하여 본인의 보행 상태에 대한 피드백과 라이브 뷰 실시간 스트리밍 기능을 통해 사세교정에 효과를 볼 수 있다. 스포츠 과학 및 임상 연구에 활용이 가능하다.

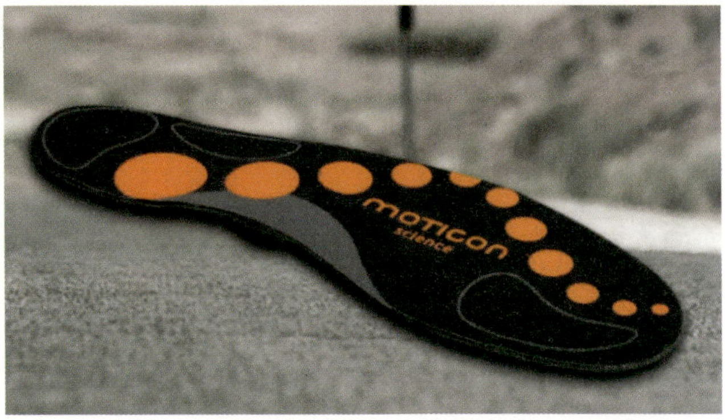

5-3 이비인후과에서 실제 보행 분석의 적용

저자는 웨어러블 시스템(gait up®)을 이용해 어지럼증 환자에서 보행 분석을 한 경험을 가지고 있다. 환자는 Physilog5®(관성 측정장치)를 양 신발에 그림(그림 14-2)과 같이 장착하고 약 10미터의 직선거리를 느린 속도, 선호 속도, 빠른 속도의 3가지 보행 속도로 두 번씩 돈다. 이 장치의 보행에 관한 데이터는 환자가 차고 있는 스마트 시계 또는 검사자가 가지고 있는 테블릿PC를 이용하여 검사 후 정보를 컴퓨터로 전송한다. 전송된 데이터는 분석 알고리즘에 의해 분석되고 보행 시공간계수, 좌우대칭성, 변동계수 등의 정보가 수집된다. 환자는 또한 낙상 선별검사, 낙상 위험 평가 도구를 이용하여 다면적 낙상 평가를 시행하며 이를 바탕으로 낙상위험도, 다면적 평형기능을 평가한다.

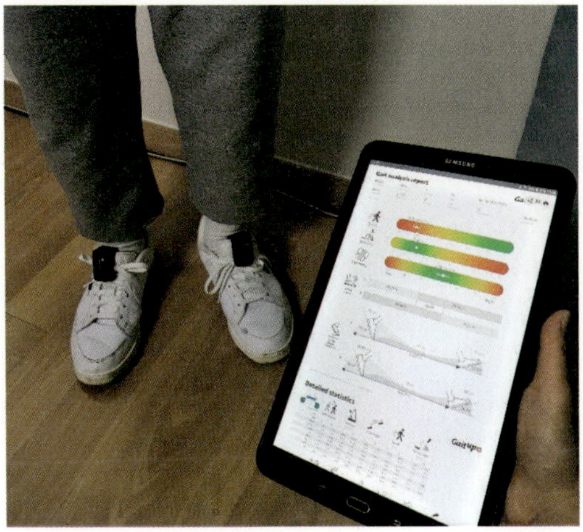

그림 14-2 웨어러블 시스템을 이용한 보행 분석

06 전망

최근에 웨어러블 센서를 활용한 보행 분석은 큰 발전을 보이며 그 응용 분야가 확대 되고 있다. 향후 소형화, 저전력화, 무선 데이터 전송 등 이 가능한 다수의 웨어러블 센서를 통합해 보행 운동 형상학, 보행 운동역학, 근전도 검사를 동시에 수행할 수 있는 지능형 보행 분석 시스템이 중요한 개발 트렌드가 될 전망이다. 또 다른 중요한 경향은 보행 분석 기술과 원격 의료 시스템의 융합인데, 걸음걸이 분석 결과를 중앙 집중식 의료 센터로 전송하여 훈련된 의료진이 이 정보를 바탕으로 환자의 분석과 치료에 이용하는 것이다. 웨어러블 센서를 이용한 보행 분석은 일상 환경, 다양한 임상 사례 및 신체 활동을 모니터링 할 수 있는 기타 가능한 애플리케이션에서 광범위하게 수행될 것이다. 향후 미래형 스마트홈에서는 웨어러블 센서를 기반으로 한 보행 분석 기술도 의료지원 기술로서 중요한 역할을 할 수 있을 것이다.

Suggested Reading

- Benson L. C., Clermont C. A., E Bošnjak E. and Ferber R. The use of wearable devices for walking and running gait analysis outside of the lab: A systematic review. Gait & posture 2018;63: 124-138.
- Bunn J. A., Navalta J. W., Fountaine C. J. and Reece J. D. Current state of commercial wearable technology in physical activity monitoring. International journal of exercise science 2018;11: 503.
- Cha J. S., Kim D. Y., Lee H. S., Kim N. and Lee H. H. Shoe-type wearable sensors measure gait parameters in vestibular neuritis: A Preliminary Study. Research in Vestibular Science 2019;18:43-49.
- Leal-Junior A. G., Frizera A., Vargas-Valencia L., dos Santos W. M., Bó A. P. L., Siqueira A. A. G. and Pontes M. J. Polymer optical fiber sensors in wearable devices: Toward novel instrumentation approaches for gait assistance devices. IEEE Sensors Journal 2018;18: 7085-7092.
- LeMoyne R. and Mastroianni T. Wearable and wireless gait analysis platforms: smartphones and portable media devices. In Wireless MEMS Networks and Applications 2017; p. 129-152. Elsevier.
- Muro-De-La-Herran A., Garcia-Zapirain B. and Mendez-Zorrilla A. Gait analysis methods: An overview of wearable and non-wearable systems, highlighting clinical applications. Sensors 2014;14: 3362-3394.
- TarniŢă D. Wearable sensors used for human gait analysis. Rom J Morphol Embryol 2016;57:373-382.

찾아보기

한글 찾아보기

ㄹ

ㅁ

ㅂ

ㅅ

ㅇ

ㅈ

ㅊ

ㅌ

ㅍ

ㅎ

영어 찾아보기

S

T

V

W

평형기능 자세와 보행의 이해

첫째판 1쇄 인쇄 | 2021년 4월 1일

지은이 대한이과학회 어지럼연구회
발행인 채성원
편집인 구자원
출판사 세종의학
(우) 07711 서울시 강서구 화곡로 111, 6층(화곡3동, 스카이빌딩)
전 화 (02) 2604-5323 | **팩스** (02) 2603-5323
이메일 pjy5322@naver.com
홈페이지 www.sjmedi.com

ISBN : 979-11-89316-10-5 (93510)

정가 35,000원